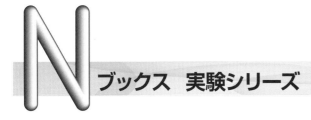

Nブックス　実験シリーズ

三訂 食品衛生学実験〔第2版〕

編著　後藤 政幸・熊谷 優子

共著　一條 知昭・上田龍太郎・金井美惠子・川野 光興・古賀 信幸
　　　坂尻 徹也・杉山 千歳・高橋 真美・中島　　肇・中村智英子
　　　桝田 和彌・松浦 寿喜・吉田　　徹

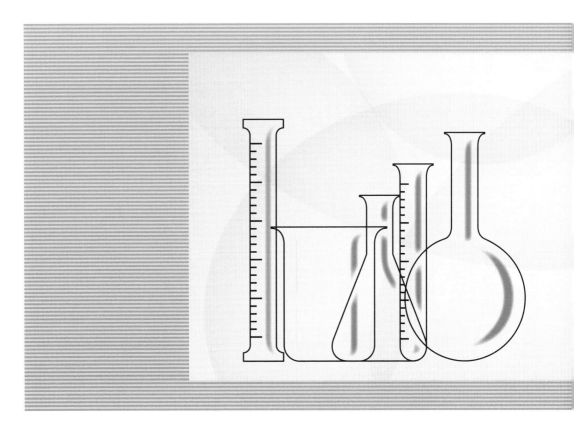

建帛社
KENPAKUSHA

『Nブックス 実験シリーズ　食品衛生学実験』 実験結果記入シートのダウンロードについて

　本書に掲載した実験の「**実験結果記入シート**」を建帛社ホームページからダウンロードすることができます。ご活用下さい。

[**実験結果記入シートのダウンロード方法**]

① ホームページ（https://www.kenpakusha.co.jp/）の書籍検索から『Nブックス実験シリーズ　食品衛生学実験』を検索します。

② 本書が表示されたら，さらに書籍詳細ページを開きます。

③ 書籍詳細ページにある「関連資料」より，「実験結果記入シート」をダウンロードして下さい。

④ PDFファイルを開き，そこから必要なページをプリントアウトしてお使い下さい。

＊PDFファイルを閲覧するためには，Adobe Readerが必要です。
Adobe Readerは無償で配布されています。https://get.adobe.com/jp/reader/

はじめに

　国外においては，未だに衛生的に良好な飲み水が得られない地域がある。安全な飲み水や食物の確保は生命の維持および健康の保持・増進のために基本的な事柄であり，われわれはその安全性を確保すべく努力しなければならない。

　ところで，現在の我が国の食料自給率はエネルギーベースで約40％であり，もはや国内の努力だけで食の安全を確保することは不可能と言える。今後はますます食品の衛生規格についてグローバルスタンダード化が強く求められ，規格への対応は的確，かつ迅速に実施されることが要求される。このような状況下，我が国のみならず諸外国において，食品衛生上の問題が発生する可能性を常に念頭に置いていなければならない。安全確保のための食品衛生検査の技術についても時代の要請に合わせて改変し対応していかなければならなくなっている。

　食品衛生問題は複雑多岐にわたる新たな様相を迎えている一方で，旧来からの衛生学的問題も未だ頻発している。今後，より盛んになることが予想される食のグローバル化が抱える衛生的問題は，開発途上国の衛生状況に左右されると言っても過言ではなかろう。かつて我が国で社会問題となった環境汚染化学物質に起因する食品汚染の問題は，将来には我が国が輸入する食品の衛生問題に回帰するかもしれない。また、我が国の食中毒統計によると，食中毒の原因物質は未だに微生物が多く，なかでも細菌に起因する場合が最多である。

　上記の事柄を考慮して，本書は我が国における特に昨今の食品衛生問題を解決するための適切な技術的手法の習得を目的に執筆した。本書の特徴は，従来の食品衛生検査を中心に，特に現場における簡易検査や実務的な衛生管理手法を取り入れ，さらに可能な限り最近の特殊かつ重要な食品衛生問題の解決にも対応できる内容とするように心がけたことである。一般に，食品衛生学実験は理化学試験，食品添加物試験，微生物検査の分野を学ぶようになっているが，各分野の実験項目については教育施設の事情によりまちまちに実施しているのが現状である。本書の編集会議において，執筆者の諸先生から掲載項目やその分析方法などについて多くの意見が積極的に出され，教育現場に携わる者の熱意を強く感じた。結論，本書は下記の内容を礎に編集，執筆することとした。

1）主に管理栄養士，栄養士教育のための食品衛生学実験書とする。
2）食品衛生管理者や食品衛生監視員が行う検査項目・方法を導入する。
3）食品衛生学実験の基本的な項目に加えて，最近の問題に対応した項目や分析法を記載する。

　本書の分析項目のなかには，ガスクロマトグラフ–質量分析計，ガスクロマトグラフ，原子吸光光度計，高速液体クロマトグラフやPCR装置など，高度な分析機器を利用するため日常の学生の食品衛生学実験には取り入れ難いものもあった恨みがある。しかし，現在我が国の食品の安全を確保するためには必携の機器となっているものでもあり，食品衛生学実験を学ぶ学生には新規かつ国際標準の手法を学んでほしいという願いから掲載することにした。食品衛生管理者・食品衛生監視員の養成施設においては，これらの機器を設

置し，教育に取り入れなくてはならないことも考慮した。また，理化学試験に「器具および容器・包装の有害物質溶出試験」を追加して，最近の衛生規格に関する国際標準化の動向を学習してもらうことにした。

編者の願いはグローバル社会において，時流に合った質のよい食品衛生学実験の教育を提供することであり，それが学生の将来を開くことと確信している。

不備な点は数えればきりがないように感じる。諸氏のご指導およびご教示を心よりお願いしたい。

終わりにあたり，編集に始終ご尽力いただいた建帛社編集部の皆様に感謝する次第である。

2009年2月

編者　後藤　政幸

三訂にあたって

　本書は2009年に初版を発行し，2015年には「食品中のアレルゲン検出試験」の章を新設し改訂版として発行した。多くの管理栄養士・栄養士養成校で採用いただき，斯界の人材育成に少なからず貢献できたことは編者ならびに著者一同の大きな慶びとするところである。

　改訂版の発行から5年余り経ち，その間に食環境のグローバル化がさらに進むと共に管理栄養士・栄養士に求められる食品衛生学実験の専門性は大きく変容している。この度，再度実験の見直しを行い，一部執筆者も入れ替わっていただき三訂版とすることになった。

　飲料水の水質検査，生乳・牛乳類に関する実験や，遺伝子組換え食品の検査，衛生管理手法等の項目において新たな実験へと見直し，微生物試験では生食用食肉の衛生指標菌として規格基準が設定された「腸内細菌科菌群」についても一項を設けた。また，分析機器としては誘導結合プラズマ質量分析法（ICP-MS）に言及し，機器原理の章（第7章）にも一項を新たに設けた。

　初版の「はじめに」にも記したように，時流に合った質のよい実験を提供することが編者ならびに著者一同の願いである。今後も機を見て改訂を行い，本書をより良いものにしていきたいと考えている。諸賢のご教示を重ねてお願いする次第である。

　　2021年4月

編者を代表して　後藤　政幸

三訂第2版にあたって

　本書は2021年に大幅な内容の見直しを行い三訂版としたが，今回，「第4章　微生物試験」の「2．食品の細菌検査」に新たに「サルモネラ」の項目を追加するとともに，項目の順番を　①食品衛生法で衛生指標菌として用いられているもの，②食中毒原因菌で食品の微生物規格として用いられているもの，③その他の規格（水道法，乳等省令）と整理した。それを受け，今回「三訂第2版」と版を改めている。

　変わらず養成教育の現場で役立てていただければ幸いである。

　　2023年4月

　　　　　　　　　　　　　　　　　　　　　　　編者を代表して　後藤　政幸

もくじ

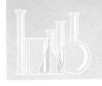

第1章　食品衛生学実験の基礎

1.　食品衛生検査の意義と目的

　食品安全分野において，人の健康に有害な影響を及ぼすおそれがある食品中の物質または食品の状態のことを，危害要因という。

　危害要因には，生物学的要因，化学的要因および物理的要因があり，食中毒菌や衛生指標菌のような生物学的要因であれば微生物学的検査が行われ，添加物や残留農薬のような化学的要因であれば理化学的検査が行われる。このように，対象とする危害要因ごとの検査法がある。食品衛生検査は，食品衛生上問題となる危害要因を特定するための検査である。食品衛生検査には，国や地方自治体等が法律に基づいて実施する行政検査と食品等事業者が自主的に実施する自主検査がある。

　①行政検査　　国や地方自治体等の食品衛生監視員が食品衛生法に基づいて衛生上の監視指導のために行う検査である。国内で流通している食品の規格基準の適合性の確認のための検査や食中毒発生時の原因究明のための検査などがある。行政検査の結果は法的処分（営業禁停止，食品等の廃棄，回収，食品等の販売禁止など）の根拠となるため，公定法が用いられる。

　②自主検査　　食品等事業者が自らの責任において販売食品等の安全性を確保するために行う検査である。日常的な自主管理のための検査であり，迅速で簡便な検査法が用いられるが，国際的な商取引を視野に入れている場合は，世界共通の検査法として信頼されているAOAC法などが用いられる。

> 公定法とは，基本的に厚生労働省が示す告示法を指し，告示法との同等性が国もしくはそれに準ずる公的試験機関で確認された方法である。また，食品衛生上の問題が生じた事例に対応して，病原細菌と原因となりやすい食品の組み合わせによる個々の試験法が厚生労働省から通知されることもあり，このような通知法も公定法である。

> AOAC法とは，世界中の産官学の科学者が参加できるAOAC INTERNATIONAL（Official Methods of Analysis of AOAC INTERNATIONAL）が評議・監修を行っている検査法である。

2.　実験を始める前に

　実験による事故を未然に防ぎ，また，実験により適切な結果を得るための基本的事項を述べる。

1 実験室の清掃

　実験室を使用する前・後において実験台および床は常に清掃する。

2 実験者のマナー

・白衣を着てボタンを留め，袖口は縛る。
・転倒しないようスリッパや特殊な形態の履き物は使用しない。
・長い髪は束ね，口紅，マニュキア，香水や装飾品などは身につけないことが望ましい。
・スカートよりズボンの方が良い。
・ガスの火をつけたままその場を離れない。
・実験中はむやみに不要な声を発しない。
・実験室には不必要なものは持ち込まない。

・実験室内で飲食はしないこと。

③ 実験操作時の留意事項

・実験は内容を理解して手がける。グループで行う場合はあらかじめお互いに内容や操作を確認しておく。
・天秤の内・外に薬品がこぼれた時は，ただちにふき取る。
・使用した紙などの可燃物や破損したガラス類は，それぞれ指定された場所に捨てる。また，使用済の廃酸・廃アルカリ・有機溶剤・有害金属などは，分別して各容器に入れる。決して流しに捨ててはいけない。
・得られた結果の妥当性を確認した後，試験液，培養後培地や器具などの始末を行う。なお，関連章にも述べるが，細菌培養後の培地の処分は適切かつ慎重に行うこと。
・使用したガラス器具類は実験終了後に洗剤で洗浄して十分に水洗した後，イオン交換水や蒸留水ですすぎ乾燥する。清潔な場所・状態で保管しておけば，次にはただちに使用できる。

④ 記録および報告

　実験経過や結果は詳しく正確に記録しておき，実験終了後，ただちに結果をまとめる。得られた結果について文献などを参考にしてレポートを作成する。

⑤ 事故への対応

・ガラス器具の破損や薬品の付着による負傷が起こらないように注意しなければならないが，もし事故が発生したときは速やかに教師に届けて指示を受け，適切な対応を取る。
・ガラス器具などで創傷したときは，傷口からの細菌感染の防止と止血をしなければならない。傷口を洗浄して異物を除去し，傷口を消毒する。止血は清潔なガーゼや布を直接当て患部を圧迫する。速やかに病院で治療を受ける。
・火傷をしたときは，流水で患部を洗浄し十分に冷却する。患部の細菌感染を防止するために清潔なガーゼや布などでくるむ。水疱を破らないように注意して病院で治療を受ける。
・酸やアルカリ薬品が付着したときは，大量の流水（20分以上）で洗い流す。アルカリ薬品が目に入ったときは，十分な流水洗浄の応急処置を行い，急ぎ眼科医に行き治療を受ける。

3．試薬および実験器具の基礎知識

　実験器具，試薬などの特徴，扱い方などに精通することで，より正確な実験結果を得ることができる。

① 試薬の取り扱い

・試薬には規格が定められており，一級薬品・特級薬品の一般試薬や精密金属分析用・残留農薬試験用・PCB分析用などの特殊試薬などがある。これらの試薬は目的に応じて選択する。
・試薬には，引火性，発火性，爆発性，腐食性などの性質をもっているものもあるので，取り扱いには十分に注意する。本書の各項目の注意事項に記載しているのでよく読むこと。
・吸引により害のある試薬の取り扱いは，ドラフト内で行う。

・有機溶剤などの引火性の試薬の付近では火を扱わない。

・アルカリ性試薬はガラスびんに長期間入れない。

・試薬びんにはラベルを貼り，試薬名・作成年月日・作成者などを記入する。

・試薬は必要量だけ取り出し，無駄がないようにする。取り出した余分な試薬は元に戻さない。

・固体試薬は清潔な薬さじを用いてはかり取る。液体試薬をガラス器具などに直接取る場合は，ラベル面を上側に向けて注ぎ入れる。

② ガラス器具の取り扱い

・ガラス器具には硬質ガラス，軟質ガラスや石英ガラスがある。硬質ガラスは耐熱性が強いので，ビーカー，フラスコ，試験管などに用いられる。軟質ガラスは易加工性，石英ガラスは紫外線透過性などの特徴がある。

・ビーカー，コニカルビーカーは試薬調合，撹拌，加熱などに使用する。

・三角フラスコは加熱，蒸留受器などに利用され，ナス型フラスコはその耐圧性を利用して減圧蒸留装置に使用する。

・メスフラスコ，メスシリンダー，メートルグラスは順に測容の精度は低くなる。目的により使い分ける。

・ホールピペット，メスピペット，駒込ピペットは順に測容の精度は低くなるが，その目的により使い分ける。

・一般に，液体試薬は細口試薬びんを，固体試薬は広口試薬びんを使用する。必要に応じて，スクリュー栓を使用する。

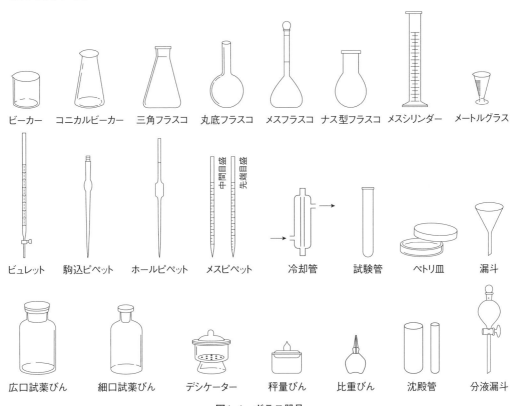

図1-1　ガラス器具

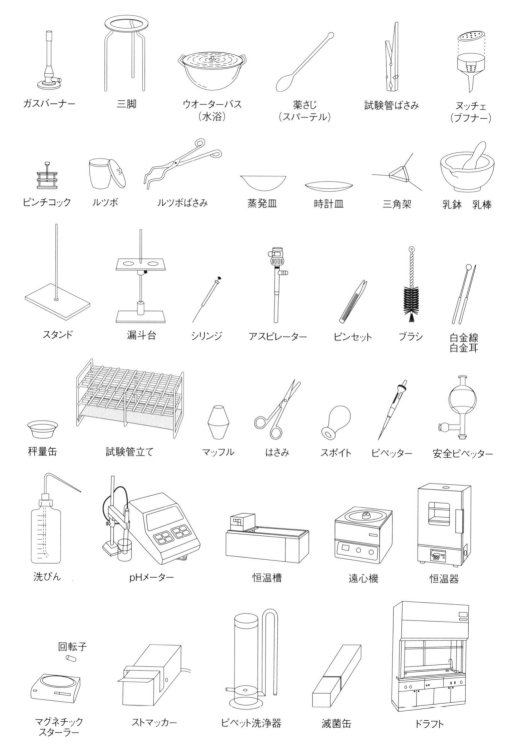

ガスバーナー　三脚　ウオーターバス（水浴）　薬さじ（スパーテル）　試験管ばさみ　ヌッチェ（ブフナー）

ピンチコック　ルツボ　ルツボばさみ　蒸発皿　時計皿　三角架　乳鉢　乳棒

スタンド　漏斗台　シリンジ　アスピレーター　ピンセット　ブラシ　白金線　白金耳

秤量缶　試験管立て　マッフル　はさみ　スポイト　ピペッター　安全ピペッター

洗びん　pHメーター　恒温槽　遠心機　恒温器

回転子　マグネチックスターラー　ストマッカー　ピペット洗浄器　滅菌缶　ドラフト

図1-2　その他の器具

③ その他の器具の取り扱い

- ポリエチレン製器具は半透明，曲げやすい，耐薬品性などの性質があるので多くの試薬保存に使用される。しかし，加熱には弱く，また臭素，濃硝酸，二酸化炭素などに使用してはならない。
- テフロン製器具は耐薬品性（強酸，強アルカリ）および耐熱性（150℃まで使用可能）で機械強度も大きいので，化学測定装置の部品として多く利用されている。
- 金属器具（薬さじなど）や磁製器具（乳鉢・乳棒など）などがあり，用途に応じて使い分ける。

④ 器具の洗浄と保管

- 化学器具専用の洗剤を用いる。
- ブラシやスポンジなどを用いて洗浄する。軟質ガラス器具は傷がつきやすいのでブラシを用いない。ピペットの内側など細部を洗浄する場合は超音波洗浄器を用いると便利である。
- 水道水で十分に洗浄した後，イオン交換水や蒸留水または超純水などで洗う。
- 器具を乾燥する時は，自然乾燥あるいは低温風乾燥がよい。メスフラスコのような測容器具は加熱乾燥をしてはいけない。
- 器具は清潔な保管棚などに入れる。長期間保管する場合は，汚染を受けやすい口部などにアルミ箔や薬包紙を取り付けておく。

4. 実験器具の基本操作

① ガラス器具・金属器具などの洗い方

- ブラシやスポンジに洗剤をつけて器具の外側と内側を丁寧に洗う（図1-3）。洗剤は市販の化学器具用合成洗剤（アルカリ性や中性の洗剤があるので器具の材質や汚れにより使い分ける）を説明書に従い適切に希釈して使用する。水道水ですすいだ後，イオン交換水（$<2\mu$S/cm）や蒸留水（$<1\mu$S/cm），必要な場合は超純水（$<0.05\mu$S/cm，TOC:$<2\mu$g C/L）などで洗う。ブラシは試験管用やビュレット用など各ガラス器具に対応したサイズのものがあるので使い分ける。

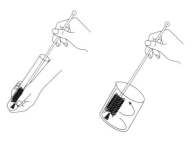

図1-3　器具の洗浄

- ピペット類の洗浄は洗剤液タンクに数時間浸け置きした後，ピペット洗浄器に移し水道水水洗を行う。超音波ピペット洗浄器を使うと効果的・効率的に洗浄・水洗ができるので便利である。
- ビュレットやメスフラスコは本体と活栓・栓が個別に組み合うようになっているので，強い紐で結わえておくとよい。また，活栓・栓部が規格化されており，どれでも組み合わせることができるようになっているものもある。
- 洗浄後の器具には，自然乾燥あるいは低温風乾燥を行う。ピペット，ビュレット，メスフラスコのような測容器具は加熱乾燥を繰り返すと容積に狂いが生じるので注意する。細菌試験に用いるピペットで乾熱滅菌を行うものについては，理化学実験用と分けて使用する。

２ メニスカスの読み方

・ピペット，ビュレット，メスフラスコ，メスシリンダーなどの
液量はメニスカスの底部を読み取る。ただし，不都合な場合（牛
乳比重計，褐色ビュレット内の過マンガン酸カリウム溶液など）に
はメニスカスの上部を読み取る。

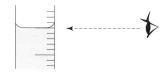

図1-4　メニスカスの読み方

３ ホールピペットの使い方

・一般に10・5・1mL容積のものを使用するが，多種類容量のもの
がある。少量溶液の一定量を正確にはかり取る時に使用する。

操作手順

① ピペットの先端を溶液の底部近くまで差し入れ，ピペットの標線より
やや上まで吸い上げる

② 口部を人差指で押さえて引き上げる

③ 人差指と親指でピペットを軽く回しながら溶液をゆっくり流し出し，
溶液量を標線に合わせる

④ 溶液を容器に入れる。ピペットの先端に残った溶液は，ピペットの口
を人差指でふさいだまま，別の手のひらで球部を握り内部の空気を温
めて押し出す

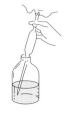

４ 駒込ピペットの使い方

・一般に 10・5・1mL 容積のものがある。少量溶液のおおよそ
の量をはかり取る時に使用する。目盛は正確性に欠ける。各容
積に応じたゴムキャップを使用する。

操作手順

① ガラス部を握り固定し，人差指と親指でゴムキャップをつまみ，必要
量より少し多めに溶液を取り，ゴムキャップを親指で押して目盛を合
わせる

② 溶液を容器に入れる

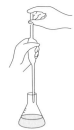
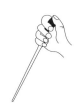

５ マイクロピペットの使い方

・マイクロピペットは0.1μL～1mL の液体を正確に測りとる時
に使用する。

操作手順（フォワード法）

① プッシュロッドのロックを解除する

② 目盛調整ダイヤルを回し使用目盛に設定して，ロックをかける

③ マイクロチップをチップホルダーにやさしく押し込んで装着する（チ
ップの先端に触れないこと）

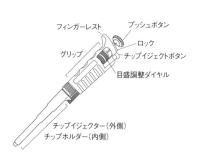

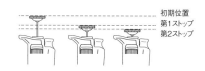
初期位置
第1ストップ
第2ストップ

④ 溶液の吸引時はプッシュボタンを第1ストップまで押し下げる

⑤ マイクロチップ先端を溶液水面から5mm下まで浸す

⑥ ゆっくりとプッシュボタンを引き上げて溶液を吸い取る（マイクロチップ内に気泡が無い事を確認する）

⑦ マイクロチップの先端を移し入れる容器の内壁に付けて，プッシュボタンを第1ストップさらに第2ストップまで押し下げて溶液の全量を入れる

⑧ 使用後のマイクロチップはチップイジェクトボタンを押して指定場所（ビーカー等）に入れた後，廃棄処分する

6 安全ピペッターの使い方

・有機溶剤や有害薬品を一定量取る時に使用する。

操作手順

① 安全ピペッター内部が他の薬品などで汚染されていないことを確認する

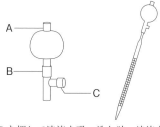
A
B
C

② 安全ピペッターのAを押しながら球部を握り，空気を抜く。安全ピペッターの下部にピペットを差し込む

③ ピペットの先端を溶液中の底部近くまで差し入れ，安全ピペッターのBを軽く押して，溶液をピペット内にゆっくり吸い込む（ピペットの標線よりやや上まで吸い上げ，Cを軽く押してピペット内の溶液をゆっくり出し調整する）

☞ Bを押して溶液を吸い込む時，溶液を勢いよく吸い込んで安全ピペッターの内部を汚染させないように注意する。

☞ ホールピペット使用時，先端に溶液が残った時は，安全ピペッターを取り付けたまま手のひらで球部を握り内部の空気を温めて押し出す。

④ Cを押してピペット内溶液の一定量を容器に流し出す

7 メスフラスコの使い方

・一般に 1000・500・100・50mL 容積のものを使用する。正確な濃度の溶液を作成する時に使用する。

操作手順

① 固体試薬を直示天秤で正確にはかり取り，試薬はビーカーに入れ，適当量の蒸留水に溶かす（溶液はこぼさないように注意してメスフラスコに移し入れる）

☞ 漏斗を利用するとこぼれにくい。

② ビーカーに付着している溶液を適当量の蒸留水で2〜3回すすいでメスフラスコに加える

③ 洗浄瓶を使って標線まで蒸留水を加える（メスアップあるいはフィルアップという）

☞ この時，洗浄瓶の先端はメスフラスコ内部に付けないようにする。

④ 栓をして逆さにし，振り混ぜる。元に戻し，逆さにして振り混ぜる操作を数回繰り返し，溶液を均一にする

⑤　作成した試薬は試薬瓶に入れ，ラベルを貼って保存する

☞メスフラスコは測容器具であるので，薬品の保存に使用すべきではない。使用後は速やかに洗浄する。

8 ろ過の方法

・ろ紙には，一般のろ過などに使用する定性用（No.1，No.2，No.101，No.131）と重量分析などに使用する定量用（No.3，No.5A，No.5B，No.5C，No.6，No.7）などがある。

・ろ紙はひだ折りにすると表面積が大きくろ過速度が速い。

・漏斗にろ紙を入れ，ろ過溶液でぬらして安定させる。漏斗の足はビーカーの内側に付けておく。

・ろ過溶液を加える。沈殿物がある場合は，上澄み液を先に流してから沈殿を入れると目づまりがなく，速くろ過できる。

9 滴定の方法

・滴定にはビュレットを用いるが，透明と褐色のものがある。遮光性試薬を用いる時は褐色を使用する。活栓が共通規格テフロン製のビュレットがあり，ワセリンを塗ることもなく取り扱いが便利である。また，多くの滴定操作を速やかに行う時には自動ビュレットを使用するとよい。

・活栓の穴部を避けてワセリンを少し塗り，動きを滑らかにする。

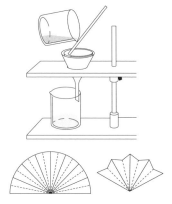

図1-5　ろ過の方法

操作手順

①　ビーカーに溶液を取り，ビュレットの口部から注ぎ込む

②　空のビーカーを下に置き，活栓内部とその下の空気を出すため少量の溶液を勢いよく流し出す（もし，ビュレット内部が蒸留水などでぬれている場合は，溶液で2・3回洗浄してから使用する）

③　滴定を始める前に目盛を読んでおく

④　滴定操作は，活栓を握るようにして内側に押し気味にして，活栓をゆっくり回して溶液をゆっくり滴下し（空いている手はフラスコを持って，円を描くようにして振る），終点近くになれば1滴ずつ慎重に加える

10 ガスバーナーの操作方法

操作手順

①　ガスバーナーをガス栓に取り付け，空気・ガス調節ネジが共に右に回して閉まっていることを確認する

②　ガス元栓を開けた後，マッチの炎を近付けながら，ガス調節ネジを左に回してバーナーの小さな炎を付ける（ガス元栓とガスバーナーの間のガス管が長い時は炎の着火に少し時間がかかる）

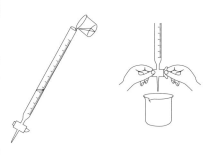

☞この時，常に0に合わせておく必要はない。目盛は最小目盛の1/10まで読む。

③ ガス調節ネジはそのままで空気調節ネジだけを左に回して空気を入れ，ガス孔と空気孔を調節して，必要な炎に調整する

④ 消火する時は，着火時と逆の操作を行う（空気調節ネジを右に回して閉じ，ガス調節ネジを右に回して閉じて炎を消し，次いで，ガス元栓を閉める）

⑤ しばらく使用しない時はガスバーナーを取り外し，ガス元栓が閉まっていることを確認して口部にガス管専用のゴム栓を付けておく

11 加熱による突沸の注意

・試験管内溶液の加熱（加温）は湯せん沸騰水中で行うことが多いが，場合によっては直接に炎にあてることもある。その時は，試験管は試験管バサミでもち，やや斜めにしてその底部を炎の中央か周辺にあて，円を描くようにして振る。試験管の口部は人のいない方向に向けて操作する。

・ビーカー内溶液の加熱を行う時は，沸石（ガラスビーズなど）を入れて操作し，突沸を防ぐ。加熱の最中に沸石を入れると突沸して危険である。

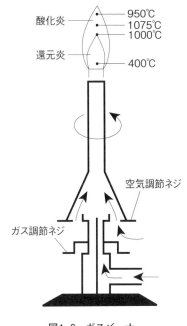

酸化炎 — 950℃
— 1075℃
— 1000℃
還元炎 — 400℃

空気調節ネジ

ガス調節ネジ

図1-6　ガスバーナー

5．試薬の作り方

1 試薬のはかり方と扱い方

・秤量の重量に応じて分析（直示）天秤（一般に 200g～0.1mg を秤量する），電子上皿天秤（一般に 500g～0.01g を秤量する）を使い分ける。

・固体試薬は，天秤に薬包紙を置きこの風袋重量を除去して，清潔な薬さじを使って測り取る。取り出して残った試薬は試薬瓶には戻さない。使用後は速やかに蓋をする。天秤内や周辺に試薬をこぼした時は刷毛や雑巾で清掃する。

・液体試薬を直接に他の容器に取る時に試薬が垂れることがあるが，ラベル面を上にもって注ぐと汚れない。瓶の口に付いたしずくは清潔な実験用ペーパーなどでぬぐってから栓をする。

・ピペット類を使用して液体試薬を取る時は，適当量をビーカーなどに移してはかり取る。空吸いをしないようにピペットの先端は十分に溶液層の深部に入れて吸う。口で吸うことができない薬品については安全ピペッターを利用する。

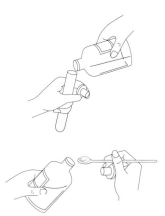

図1-7　試薬の測り方と扱い方

2 高濃度の酸・アルカリ溶液の作成と取り扱い

・濃硫酸，濃硝酸，高濃度水酸化ナトリウム溶液などは皮膚に付いたり，口腔内に入ると危険である。これらの溶液をピペットではかり取る時は必ず安全ピペッターを使用する。

・濃硫酸の希釈溶液を作成する時は，まずビーカーなどに蒸留水を適当量入れ，ゆっくり撹拌しながら濃硫酸を少しずつ加える。逆に，濃硫酸に水を加えると飛び散ることがあるので危険である。
・高濃度水酸化ナトリウム溶液を作成する時に発熱するので，水浴中で冷やしながら操作する。

3 各濃度溶液の作成

・重量％濃度：溶液100g中の溶質のグラム数で表した濃度。

　　重量％＝（溶質重量／溶液重量）×100＝（溶質重量／（溶媒重量＋溶質重量））×100

　例えば，5％塩化ナトリウム水溶液200gを作るには，

　　溶質；塩化ナトリウム重量（g）＝（5×200）／100＝10

　　溶媒；蒸留水重量（g）＝200−10＝190

　つまり，蒸留水190gに塩化ナトリウム10gを溶かせばよい。

・体積％濃度：溶液100mL中の溶質のミリリットル数で表した濃度。

・液体試薬の濃度変更（ペターソンの方法）

　例えば，10％硫酸溶液と1％硫酸溶液から6％溶液450mLを調整するには，

　　10＼　／1　・・・元の溶液の濃度
　　　＞6＜　　　・・・調整する濃度
　　5／　＼4　・・・混合する比率（斜めに引いた結果）
　　　　10％硫酸溶液の採取量＝450×5／（5＋4）＝250mL
　　　　1％硫酸溶液の採取量＝450×4／（5＋4）＝200mL

　つまり，10％硫酸溶液250mLと1％硫酸溶液200mLを混合すればよい。

・規定濃度（N）：溶液1L中含まれる溶質のグラム当量数で表わす。

　例えば，0.2N塩化ナトリウム水溶液500mL（0.5L）作成するには，塩化ナトリウム（NaCl）のグラム分子量は23.0＋35.5＝58.5，価数＝1であるから，

　　塩化ナトリウム重量（g）＝（58.5/1）×0.2×0.5＝5.85

　つまり，塩化ナトリウム5.85gを蒸留水に溶かして500mLとすれば，0.2N塩化ナトリウム水溶液となる。

・モル濃度（M，mol/L）：溶液1L中含まれる溶質のモル数（グラム分子数）で表す。

　例えば，0.1M塩化ナトリウム水溶液200mL（0.2L）作成するには，塩化ナトリウム（NaCl）のグラム分子量58.5から，

　　塩化ナトリウム重量（g）＝58.5×0.1×0.2＝1.17

　つまり，塩化ナトリウム1.17gを蒸留水に溶かして200mLとすれば，0.1M塩化ナトリウム水溶液となる。

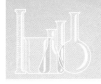

第2章　理化学試験

1. 飲料水の水質検査

水道法第4条に基づく水質基準は，「水質基準に関する省令」により定められている。水道水の水質はこの水質基準に適合しなければならない。水質基準項目には，「健康に関連する項目31項目」および「水道が有すべき性状に関連する項目20項目」の計51項目があり，それぞれに基準値が定められている（表2-1）。また，これらの項目は，病原微生物，重金属，無機物質，有機物質など多岐にわたっており，それぞれに測定方法も決められている。なお，本法は，水道水について飲用の適否を試験する方法であるが，環境水などその他の水にも適用できる。

✳ **目　的**

理化学的試験として，亜硝酸態窒素，硝酸態窒素，塩化物イオンおよび総硬度を測定する。また，金属として，亜鉛，鉄，銅およびマンガンをフレーム原子吸光分析法により測定する。さらに，上記水質基準を補完するものとして水質管理目標設定項目があるが，その1つである残留塩素の測定も行う。

表2-1　水道法に基づく水質基準項目　　　　　　　　　　　　　　　　　　（令和2年4月1日施行）

分類	番号	項目名	基準値	備考
健康に関連する項目	1	一般細菌	1 mLの検水で形成される集落数が100以下	病原微生物
	2	大腸菌	検出されないこと	
	3	カドミウム及びその化合物（カドミウムの量に関して）	0.003 mg/L以下	重金属
	4	水銀及びその化合物（水銀の量に関して）	0.0005 mg/L以下	
	5	セレン及びその化合物（セレンの量に関して）	0.01 mg/L以下	
	6	鉛及びその化合物（鉛の量に関して）	0.01 mg/L以下	
	7	ヒ素及びその化合物（ヒ素の量に関して）	0.01 mg/L以下	
	8	六価クロム化合物（六価クロムの量に関して）	0.02 mg/L以下	
	9	亜硝酸態窒素	0.04 mg/L以下	無機物質
	10	シアン化物イオン及び塩化シアン（シアンの量に関して）	0.01 mg/L以下	
	11	硝酸態窒素及び亜硝酸態窒素	10 mg/L以下	
	12	フッ素及びその化合物（フッ素の量に関して）	0.8 mg/L以下	
	13	ホウ素及びその化合物（ホウ素の量に関して）	1.0 mg/L以下	
	14	四塩化炭素	0.002 mg/L以下	一般有機化学物質
	15	1,4-ジオキサン	0.05 mg/L以下	
	16	シス-1,2-ジクロロエチレン及びトランス-1,2-ジクロロエチレン	0.04 mg/L以下	
	17	ジクロロメタン	0.02 mg/L以下	
	18	テトラクロロエチレン	0.01 mg/L以下	
	19	トリクロロエチレン	0.01 mg/L以下	
	20	ベンゼン	0.01 mg/L以下	
	21	塩素酸	0.6 mg/L以下	消毒副生成物
	22	クロロ酢酸	0.02 mg/L以下	
	23	クロロホルム	0.06 mg/L以下	
	24	ジクロロ酢酸	0.03 mg/L以下	
	25	ジブロモクロロメタン	0.1 mg/L以下	
	26	臭素酸	0.01 mg/L以下	
	27	総トリハロメタン[1]	0.1 mg/L以下	
	28	トリクロロ酢酸	0.03 mg/L以下	
	29	ブロモジクロロメタン	0.03 mg/L以下	
	30	ブロモホルム	0.09 mg/L以下	
	31	ホルムアルデヒド	0.08 mg/L以下	
水道水が有すべき性状に関連する項目	32	亜鉛及びその化合物（亜鉛の量に関して）	1.0 mg/L以下	色
	33	アルミニウム及びその化合物（アルミニウムの量に関して）	0.2 mg/L以下	
	34	鉄及びその化合物（鉄の量に関して）	0.3 mg/L以下	
	35	銅及びその化合物（銅の量に関して）	1.0 mg/L以下	
	36	ナトリウム及びその化合物（ナトリウムの量に関して）	200 mg/L以下	味覚
	37	マンガン及びその化合物（マンガンの量に関して）	0.05 mg/L以下	色
	38	塩化物イオン	200 mg/L以下	味覚
	39	カルシウム，マグネシウム等（硬度）	300 mg/L以下	
	40	蒸発残留物	500 mg/L以下	
	41	陰イオン界面活性剤	0.2 mg/L以下	発泡
	42	ジェオスミン[2]	0.00001 mg/L以下	におい
	43	2-メチルイソボルネオール[3]	0.00001 mg/L以下	
	44	非イオン界面活性剤	0.02 mg/L以下	発泡
	45	フェノール類（フェノールの量に換算して）	0.005 mg/L以下	におい
	46	有機物（全有機炭素（TOC）の量）	3 mg/L以下	味覚
	47	pH値	5.8以上8.6以下	基礎的性状
	48	味	異常でないこと	
	49	臭気	異常でないこと	
	50	色度	5度以下	
	51	濁度	2度以下	

[1] クロロホルム，ジブロモクロロメタン，ブロモジクロロメタン及びブロモホルムの合計
[2,3] 藍藻類によって産生されるカビ臭原因物質
9,11：有機物の窒素分は，生活排水や人畜のし尿による汚染の指標
14～20：ドライクリーニング，金属の脱脂剤，塗料，化学合成原料，溶剤などに使用

1 亜硝酸態窒素（ジアゾ化法）

亜硝酸態窒素（NO_2-N）とは，亜硝酸塩をその窒素量で表したものである。水中の亜硝酸態窒素は主として，し尿・糞便，下水などの混入によるアンモニア態窒素が酸化することによって生ずるものであるので，水の汚染を推定するのに有力な一指標となる。しかし，深層水中の亜硝酸態窒素は硝酸態窒素の還元によって生ずることも多い。

準備する試薬

☐ スルファニルアミド試薬

〔調製法〕 スルファニルアミド 0.5g を塩酸（等量の蒸留水で希釈したもの）100mL に加温して溶かす。

☐ ナフチルエチレンジアミン溶液

〔調製法〕 N-(1-ナフチル)エチレンジアミン塩酸塩 0.12g を蒸留水 100mL に溶かし，不溶物質があればろ過する。

☐ 亜硝酸イオン標準溶液

〔調製法〕 ① 亜硝酸ナトリウム（$NaNO_2$）をデシケーター中で24時間乾燥した後，その 0.150g を精密にはかり，滅菌水に溶かして 1000mL とし標準原液とする。

② 標準原液 10.0mL に水を加えて 100mL とし，さらにその液 2.0mL を取り，蒸留水を加えて 100mL とし，これを標準溶液とする（用時調製）。

亜硝酸イオン標準溶液 1mL ＝ 0.2 μg NO_2^-

準備する器具・装置

☐ メスフラスコ（25mL）　　☐ ホールピペット（20mL）　　☐ オートピペッター（1mL）

☐ 駒込ピペット　　☐ 分光光度計　　☐ 攪拌器（Vortex）

定量操作

❶ 検水 20.0mL を 25mL メスフラスコに取り，スルファニルアミド溶液 1mL を加えて混和する

❷ 次にナフチルエチレンジアミン溶液 1mL を加えて混和し，さらに精製水を加えて 25mL としよく転倒混和して発色させ，20分間放置する

❸ その後波長 540nm における吸光度を測定し，検量線から検水中の亜硝酸イオン量を求める（対照液として蒸留水 20mL について同様に操作したものを用いる）

☞分光光度計の原理等はp.137を参照。

検量線の作成

❶ 亜硝酸イオン標準溶液 2.0，5.0，10.0，15.0および 20.0mL を 25mL メスフラスコに取り，それぞれに蒸留水を加えて約 20mL とする

ワンポイントアドバイス

簡易法として，パックテスト（共立理化学研究所など）が用いられる。亜硝酸態窒素の定量は，上記同様に，ジアゾ化法が用いられている。

❷ これらにスルファニルアミド溶液 1mL を加えて混和し，次いでナフチルエチレンジアミン溶液 1mL と蒸留水を加えて 25mL とし，よく転倒混和する

❸ 20分後に波長 540nm における吸光度を測定し，検量線を作成する（対照液は蒸留水 20mL を同様に操作したものを用いる）

亜硝酸態窒素（NO_2- N mg/L）＝ 亜硝酸イオン（NO_2- mg/L）× 0.3043

② 硝酸態窒素（サリチル酸ナトリウムによる定量法）

硝酸態窒素（NO_3-N）とは，硝酸塩をその窒素量で表わしたものである。水中の硝酸態窒素は，種々の窒素化合物が酸化を受けて生じた最終生成体であるから，これが多量に存在することは，その原因であるアンモニア態窒素，亜硝酸態窒素，有機性窒素化合物と関連して衛生上注意を要する。

準備する試薬

□0.2% NaCl溶液 　□0.1%スルファミン酸アンモニウム溶液 　□濃H_2SO_4（特級）

□サリチル酸ナトリウム・NaOH溶液

〔調製法〕 サリチル酸ナトリウム1gを0.1M 水酸化ナトリウム（NaOH）溶液に溶かして100mLとする。

□硝酸イオン標準溶液

〔調製法〕 105〜110℃で約4時間乾燥した硝酸カリウム（KNO_3）0.1631gを蒸留水に溶かして1000mLとし，これを原液とする。この原液100mLを別のメスフラスコに取り，蒸留水で1000mLとする。

$$硝酸イオン標準溶液 1mL = 0.01\ mg\ NO_3^-$$

準備する器具・装置

□ホールピペット（10mL） 　□ビーカー（100mL） 　□バーナー

□三脚 　□金網 　□ネスラー管（25 mL） 　□駒込ピペット

□分光光度計 　□オートピペッター（1mL）

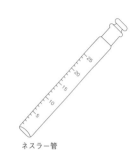

ネスラー管

定量操作

① 検水10.0 mL（NO_3^- 5〜100μg）を100mLのビーカーに取り，サリチル酸ナトリウム・NaOH溶液1mL，0.2% NaCl溶液1mLおよび0.1%スルファミン酸アンモニウム溶液1mLを加える

② これを水浴上で蒸発乾固する

③ 冷後，濃H_2SO_4 2mLを加え，ときどき振り混ぜながら10分間放置し（蒸発残留物が多量の場合は水浴上で10分間加熱し，放冷後），蒸留水10mLを加え，ネスラー管に移す

④ 冷後，徐々にNaOH溶液（NaOH 40gを蒸留水に溶かし100mLとする）10mLを加え，さらに蒸留水で25mLとする

⑤ 別に，数個のビーカーに硝酸イオン標準溶液0.5，1.0，……10.0mLを取り，同様に操作する

⑥ 次に，蒸留水について同様に操作したものを対照液として，検水および硝酸イオン標準溶液の410nm付近の吸光度を測定し，次式によって，検水中の硝酸イオン濃度を算出する

ワンポイントアドバイス

簡易法として，パックテスト（共立理化学研究所など）が用いられる。硝酸態窒素の定量は，還元剤で亜硝酸イオンに還元した後，ジアゾ化法で発色させて行う。

$$NO_3^- \ (\mu g/mL) = A \times \frac{1}{試験溶液\ (mL)} \qquad A：検量線より得た試験溶液中のNO_3^- \ (\mu g)$$

発色した液を20℃以下に放置すると硫酸ナトリウム（Na_2SO_4）の結晶を析出することがある。その時は上澄液について吸光度を測定する。次式によって硝酸態窒素濃度を算出する。

$$硝酸態窒素（NO_3\text{-}N\ mg/L）= 硝酸イオン（NO_3^-\ mg/L）\times 0.2258$$

3 塩化物イオン（沈殿滴定法）

　塩化物は自然界に広く分布し，自然水はおおむね塩化物イオン（Cl^-）を含有しているが，海水の浸入，し尿，下水，排水等の混入によってもCl^-が増加するので，汚染の一指標となる。

準備する試薬

□0.01M NaCl 溶液

　〔調製法〕　あらかじめ白磁皿を用いて熔融するまで熱灼した塩化ナトリウム（NaCl）0.5844g を水に溶かして 1000mL とする。

$$0.01M \ NaCl \ 溶液 \ 1mL = 0.3545mg \ Cl^-$$

□0.01M AgNO₃溶液

　〔調製法〕　硝酸銀（$AgNO_3$）1.7g を水に溶かして 1000mL とする。この溶液は褐色びんに入れて冷暗所に保存する。この溶液 1mL は Cl^- として 0.3545mg に相当する。この液の力価（factor：F）は 0.01M NaCl 溶液を用いて標定する。

□K₂CrO₄溶液

　〔調製法〕　クロム酸カリウム（K_2CrO_4）50g を水に溶かし，わずかに赤褐色の沈殿が生ずるまで 0.01M AgNO₃溶液を加え，ろ過した溶液に水を加えて 1000mL とする。

準備する器具

□白磁皿　　□三角フラスコ（1L）　　□ホールピペット（50mL）　　□駒込ピペット（1mL）
□ビュレット　　□ガラス棒

定量操作

❶ 検水 50.0mL を白磁皿にとり，K₂CrO₄ 溶液 0.5mL を指示薬として加え，ガラス棒で混ぜながら，0.01M AgNO₃溶液を用いて淡黄褐色が消えずに残るまで滴定し，これに要したAgNO₃溶液の mL数 a から，次式により検水中の Cl^-（mg/L）の濃度を算定する。

$$Cl^- \ (mg/L) = 0.3545 \times a \times F \times \frac{1000}{検水 \ (mL)}$$

　　F：0.01M AgNO₃溶液のファクター

↓

❷ AgNO₃溶液の消費量が 25mL 以上になる場合は，新たに検水適量をとり，これに K₂CrO₄ 溶液 0.2〜0.3mL を加えて，以下同様に操作する。一方，Cl^-が極めて微量の場合は，検水100〜200mL を白磁皿にとり，K₂CrO₄ 溶液 0.2〜0.3mL を加えて水浴上で蒸発乾固し，冷後残留物に精製水 2〜3mL を加えて溶かした後，以下同様に操作する。

ワンポイントアドバイス

反応の終末点は別の同型白磁皿に検水50mLをとり，K₂CrO₄溶液を加えたものと比較して判定するとよい。

4 総硬度（キレート滴定法）

　総硬度とは水中のCa^{2+}およびMg^{2+}量を，これに相当する炭酸カルシウム（$CaCO_3$）のmg/Lに換算して表すものをいう。日本では，総硬度が100mg/L未満を「軟水」，100〜300mg/Lを「中軟水」，300mg/L以上を「硬水」としている。また，硬度が10〜100mg/Lの水がおいしいといわれる。

準備する試薬

□0.01M 塩化マグネシウム（$MgCl_2$）溶液

　〔調製法〕　あらかじめ加熱，放冷した酸化マグネシウム（MgO）0.432g を少量の10%塩酸で溶かし，水浴上で塩酸臭がなくなるまで加温した後，蒸留水を加えて 1000mL とする。

□アンモニア緩衝液

　〔調製法〕　塩化アンモニウム（NH_4Cl）67.5g をアンモニア水 570mL に溶かし，蒸留水を加えて 1000mL とする。

□EBT試薬

　〔調製法〕　エリオクロムブラックT（EBT）0.5g および塩酸ヒドロキシルアミン（$NH_2OH \cdot HCl$）4.5g をエタノール（95% v/v）に溶かして 100mL とする。溶液は褐色びんに入れ冷暗所に保存する（有効期間約1か月）。

□0.01M EDTA溶液

　〔調製法〕　エチレンジアミン四酢酸二ナトリウム（EDTA）3.722g を水に溶かして 1000mL とする。この溶液は褐色びんに入れて冷暗所に保存するが，使用時にファクター（F）を求める。

　　0.01M EDTA溶液 1 mL ＝ 1 mg $CaCO_3$ ＝ 0.4008 mg Ca

準備する器具

□三角フラスコ（200〜300mL）　　□ホールピペット（50mL，10mL，1mL）

□駒込ピペット（2mL）　　□ビュレット　　□メスシリンダー（100mL）

定量操作

❶ 検水 100.0mL を三角フラスコに取り，0.01M $MgCl_2$溶液 1.0mL，アンモニア緩衝液 2mL を加える

❷ これにEBT試薬 5〜6 滴を指示薬として加え，0.01M EDTA溶液を用いて液の色相が青色を呈するまで滴定する

❸ これに要した 0.01M EDTA溶液のmL数 b を求め，次式により検水中の総硬度を検水に含まれる$CaCO_3$（mg/L）の濃度として算定する

$$総硬度（CaCO_3 \text{ mg/L}）＝（b × F － 1）× \frac{1000}{検水（\text{mL}）}$$

　　F：0.01M EDTA溶液のファクター

ワンポイントアドバイス

検水が濁っている場合は，ろ過して用いる。

原理：EBTは pH10 付近で青色を呈するが，Ca^{2+}およびMg^{2+}が存在する場合には，これらと反応しキレート化合物を生成し，ぶどう赤色を呈する。この色の変化を滴定の終点に利用する。

📖 EDTAの標定

① EDTA溶液 10.0mL を三角フラスコに取り，蒸留水を加えて 100mL とする。

② これにアンモニア緩衝液 2 mL とEBT試薬 7〜8 滴を指示薬として加え，0.01M $MgCl_2$溶液を用いて液の色相が微紅色を呈するまで滴定する。

③ これに要した0.01M $MgCl_2$溶液のmL数 a を求め，次式によりEDTA溶液のファクター（F）を算定する。

$$F = \frac{a}{10}$$

5 亜鉛・銅・鉄・マンガン（フレーム - 原子吸光分析法）

亜鉛（Zn）は自然水中に含まれることはまれであるが，工場排水，鉱山廃水などから混入あるいは亜鉛メッキ鋼管から溶出することがある。Znは必須金属であるが，飲料水としては 1.0mg/L 以下と規定されている。

銅（Cu）は，鉱山廃水，工場排水などの混入，水道原水の $CuSO_4$ 処理，銅管または真ちゅう製器具などに由来する。一般に，成人の1日Cu摂取量は 2〜5mg であり，その大部分は食物からの摂取である。

水中の鉄（Fe）は Fe^{2+} および Fe^{3+} に区別され，重炭酸塩となっている場合が多い。その他，硫酸塩，塩化物，水酸化物，酸化鉄などもある。その成因は，主として地質によるが，配管，鉱山廃水，工場排水などの場合もある。

マンガン（Mn）は水中では，イオンやコロイドとして存在し，懸濁微粒子中に吸着されている。水中のMnは主として地質に起因するが，底質から溶出することもある。

本フレーム−原子吸光分析法では，Zn，Cu，Fe，Mn以外に，ナトリウム（Na），カドミウム（Cd），カルシウム（Ca）およびマグネシウム（Mg）が対象として一斉分析が可能である。

☞原子吸光分析法の原理等はp.135を参照。

金属元素分析には，フレーム−原子吸光分析法のほかに，誘導結合プラズマ質量分析法（ICP-MS）がある。

☞誘導結合プラズマ質量分析法の原理等は p.136を参照。

🫙 準備する試薬

☐ 7.8M 硝酸（50%（v/v）硝酸）

☐ 0.1M 硝酸（0.7%（v/v）硝酸）

☐ 0.25M 塩酸（2%（v/v）塩酸）

☐ 0.4%（w/v）水酸化ナトリウム溶液

☐ 金属類標準原液

　〔調製法〕　各金属 1.000g をビーカーに取り，少量の 7.8M 硝酸を加えて加熱溶解し，冷後，メスフラスコに移し，0.1M 硝酸を加えて 1L とする。これらの溶液は褐色びんに入れて冷暗所に保存する。これらの溶液 1mL は，それぞれの金属を 1mg 含む。

☐ 金属類標準液

　〔調製法〕　各金属類標準原液を蒸留水で1000倍に希釈して調製する（用時調製）。なお，Feの標準液は100倍希釈とする。

📋 準備する器具・装置

☐ ビーカー（100〜500mL）　　☐ メスフラスコ（100mL，1L）　　☐ オートピペッター（1mL）

☐ バーナー　　☐ 褐色びん（1L）　　☐ フレーム−原子吸光分析装置　　☐ アセチレンガス

試験溶液の調製

　試料は，硝酸および蒸留水で洗浄したポリエチレン容器に採取し，試料 1L 当たり硝酸 10mL を加えて，速やかに試験する。速やかに試験できない時は，冷暗所に保存し，1か月以内に試験する。

定量操作

1. 試料 10～100mL をビーカーに取り，試料採取の時に加えた量を含めて硝酸の濃度が試料の量に対して1％となるように 0.1M 硝酸を加え，静かに加熱する

2. 液量が 10mL 以下になったら加熱をやめ，冷後，蒸留水を加えて 10mL とし，これを試験溶液とする

3. 試験溶液をフレーム中に噴霧し，原子吸光分析装置で表2-2に示すそれぞれの金属の測定波長で吸光度を測定する

4. 下記の検量線から試験溶液中のそれぞれの金属の濃度を算定する

検量線の作成

　金属類標準液を段階的にメスフラスコに取り，それぞれに硝酸 1mL および蒸留水を加えて 100mL とする。以下，上記試験操作と同様に操作して，それぞれの金属の濃度と吸光度との関係を求める。

ワンポイントアドバイス

試料に含まれるそれぞれの対象物質の濃度が表2-2に示す範囲の上限値を超える場合には，蒸留水で希釈し範囲内になるように調整する。

表2-2　金属の測定可能な濃度範囲および測定波長

金属類	濃度範囲（mg/L）	波長（nm）
亜鉛	0.02～0.2	213.8
銅	0.04～0.4	324.7
鉄	0.01～0.1	248.3
マンガン	0.005～0.05	279.5
ナトリウム	0.06～0.6	589.0
カドミウム	0.001～0.01	228.8
カルシウム	0.02～0.2	422.7
マグネシウム	0.005～0.05	285.2

6 残留塩素（DPD法）

残留塩素とは，水中に溶存する遊離残留塩素（遊離型有効塩素）およびクロラミンのような結合残留塩素（結合型有効塩素）をいう。遊離残留塩素は主に次亜塩素酸および次亜塩素酸イオンである。水道法施行規則に「給水栓における水が遊離残留塩素を 0.1mg/L（結合残留塩素の場合は 0.4mg/L）以上保持するように塩素消毒すること」とされている。なお，残留塩素は分解しやすいので，採水後，直ちに測定しなければならない。

残留塩素の測定法としては，ヨウ素滴定法，オルトトリジン法，N, N-ジエチル-p-フェニレンジアミン（DPD）法などがある。

遊離残留塩素	$Cl_2 + H_2O \longrightarrow HCl + HClO$	（次亜塩素酸）
	$HClO \longrightarrow H^+ + ClO^-$	（次亜塩素酸イオン）
結合残留塩素	$R\text{-}NH_2 + HClO \longrightarrow R\text{-}NH\text{-}Cl + H_2O$	（モノクロラミン）
	$R\text{-}NHCl + HClO \longrightarrow R\text{-}NCl_2 + H_2O$	（ジクロラミン）

※ 原　理

本DPD法は，遊離残留塩素および結合残留塩素をそれぞれ分けて定量する方法で，精度が高い。DPD試薬は，残留塩素により酸化されてセミキノンとなり，赤色に発色をする。この呈色物質は510nm および 550nm の双峰性の吸収極大を示す。

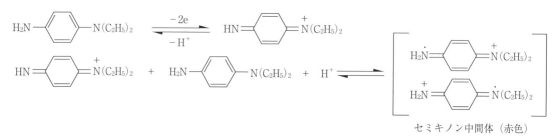

セミキノン中間体（赤色）

🝑 準備する試薬

□DPD粉末試薬

〔調製法〕 DPD硫酸塩 0.1g を無水 Na_2SO_4 9.9g に混和し，湿気を避けて貯蔵する。ただし，混和物に淡赤色の着色を認めたら新たに調製する。

□DPD溶液

〔調製法〕 DPD硫酸塩 0.11g（5水塩の時は 0.15g）を蒸留水に溶かし，全量を 100mL としたものにCyDTA（1,2-シクロヘキサンジアミン四酢酸）0.01g を加えて貯蔵する。ただし，溶液に淡赤色の着色を認めたら新たに調製する。

□リン酸塩緩衝液

〔調製法〕 0.2M KH_2PO_4溶液 50mL，0.2M NaOH溶液 15.2mL の割合で pH6.5 に調整した液 100mL にCyDTA 0.1g を溶かす。

□標準比色液調製用塩素水

〔調製法〕 ① 塩素水として塩素ガスを水に吸収させたものあるいは次亜塩素酸塩の溶液を用いる。
② 塩素水の有効塩素は使用前その一部を水で希釈し遊離残留塩素濃度を測定して約 100mg/L に調整する。
③ これを希釈して，それぞれ0.5，1，2，4mg/L の塩素水とする。

☞用時，これを0.5，1，2，4mL 取って 1L にした溶液は，それぞれ0.5，2，4mg/L の塩素溶液に相当する。

□標準比色液調製用KMnO₄溶液

〔調製法〕 KMnO₄ 0.891g を蒸留水に溶かして全量を 1000mL とし，原液として褐色びんに貯蔵する。

準備する器具・装置

□比色管　　□オートピペッター　　□分光光度計

定量操作

① 2本の比色管にそれぞれリン酸塩緩衝液 0.5mL を取り，DPD粉末試薬約 0.2g またはDPD溶液 0.5mL を加えて混和する

② これに試料 10mL を加えて混和し，1本の比色管について速やかに 510nm 付近の吸収極大における吸光度を測定し，検量線から遊離残留塩素mg/Lを求める

③ 別の1本の発色した液にKI約 0.1g を加えて溶解し約2分間放置後，510nm 付近の吸収極大における吸光度を測定し，検量線から試料の残留塩素mg/Lを求める

④ 残留塩素mg/Lと遊離残留塩素mg/Lとの差から結合残留塩素mg/Lを求める

検量線の作成

① 数本の比色管にリン酸塩緩衝液 0.5mL を取り，DPD粉末試薬約 0.2g またはDPD溶液 0.5mL を加えて混和する

② これに各濃度の標準比色液調製用塩素水または各濃度の標準比色液調製用KMnO₄溶液を 10mL ずつ加えて混和する

③ 速やかに 510nm 付近の吸収極大における吸光度を測定して検量線を作成する

ワンポイントアドバイス

市販の測定用キット（簡易法）として，DPD法（共立理化学研究所），ABTS（2,2′-アジノビス（3-エチルベンゾチアゾリン-6-スルホン酸）法（和光純薬）およびSBT（N′-ビス（2,4-ジスルフォベンジル）-トルイジン）法（同仁化学研究所）などがある。

ワンポイントアドバイス

リン酸緩衝液とDPD試薬を混和したものに試料を加えること。順番を逆にすると，呈色のばらつきが大きくなり正確な測定ができなくなる。

課題

（1）ミネラルウォーターについて調べてみよう。

（2）原子吸光分析法，誘導結合プラズマ質量分析法について調べてみよう。

（3）飲料水由来の病原体について調べてみよう。

2. 油脂の変質試験

　油脂あるいは油脂を含む加工食品は，空気中の酸素により酸化され過酸化物を生成する（自動酸化）。油脂の自動酸化は光，熱，金属などの要因により促進され，自動酸化が進行すると色調の変化，風味の低下，不快臭の発生などを伴い可食性を失う。このような油脂の変質を酸敗という。過酸化物を多量に含む油や食品を摂取すると食中毒を起こす場合がある。酸化生成物の量を測定することにより酸敗の程度を知ることができる。

✳ 目　　　的

　油脂の酸化度を測定する化学的試験法のうち，酸価，過酸化物価，チオバルビツール酸価を測定することにより油脂の酸敗の程度を判定する。

1 酸　　　価

　酸価（AV：acid value）は油脂中の遊離脂肪酸の量を示し，油脂 1g に含まれる遊離脂肪酸を中和するのに要する水酸化カリウムのmg数で表す。油脂の精製度や酸敗の指標となる。酸敗が進むと酸価は大きくなる。

> ▶ ワンポイントアドバイス
>
> 精製された新鮮な油脂の酸価は0.3以下，即席めん（油脂で処理したもの）は3以下，油脂で処理した菓子では3～5程度である。

🧴 準備する試薬

□ エーテル・エタノール混液

　〔調製法〕　ジエチルエーテルとエタノールを1：1で混合し，使用直前にフェノールフタレイン指示薬を加え，0.1M 水酸化カリウム・エタノール溶液で中和する。

□ 0.1M 水酸化カリウム・エタノール溶液

　〔調製法〕　水酸化カリウム 7g を蒸留水 5mL に溶解し，95％エタノールを加えて 1L とする。2～3日放置した後，ろ過し，耐アルカリ性の容器に保存する。

□ フェノールフタレイン指示薬

　〔調製法〕　フェノールフタレイン 1g をエタノール 100mL に溶解する。

☞ ファクターの測定は，0.1M 塩酸標準液（ファクターの明らかな市販品）25mL を三角フラスコに取り，フェノールフタレイン指示薬を加え，0.1M 水酸化カリウム・エタノール溶液で滴定し，標定する。

🧪 準備する器具・装置

□ 三角フラスコ（200mL）　　□ メスシリンダー（100mL）　　□ ビュレット

□ ビュレット台　　□ 駒込ピペット

油脂試料の調製

　試料が油脂の場合にはそのまま用いる（夾雑物がある時には乾いたろ紙でろ過する）。油脂加工食品など試料が固体の場合には以下のように油脂試料を調製する。

①　試料の必要量を細かく砕くか，細切りにして共栓三角フラスコに移し，試料が浸る程度にエーテルを加え，暗所に1時間放置する

②　ろ紙でろ過する

③　ろ液を分液漏斗に移し，ろ液の約2分の1容量の蒸留水を加えてよく振り混ぜてエーテル層を洗浄した後，水層を捨てる

④　エーテル層を分取し，無水硫酸ナトリウムを加え，5分間放置して脱水した後，ろ過してナス型フラスコに移す

⑤　減圧濃縮した後，窒素ガスを通じながらエーテルを完全に除去し，残留物を油脂試料とする

☞エーテルは揮発性，引火性が高いため，火気厳禁で換気をよくして行うこと。
☞ときどき振り混ぜる。
☞ろ過後，少量のエーテルで試料を洗い，同じろ紙でろ過してろ液を合わせる。
☞この操作を2回繰り返す。

☞40℃以下で濃縮する。

酸価の測定

①　油脂試料を 200mL 三角フラスコに精秤する

②　エーテル・エタノール混液 100mL を加えて溶解する

③　フェノールフタレイン指示薬を2～3滴加える

④　0.1M 水酸化カリウム・エタノール溶液で滴定する

⑤　滴定量から酸価を算出する

$$AV (mg/g) = \frac{5.611 \times a \times F}{S}$$

　　a：0.1M 水酸化カリウム・エタノール溶液の滴定量（mL）
　　F：0.1M 水酸化カリウム・エタノール溶液のファクター
　　S：油脂試料の秤取量（g）

☞油脂試料の秤取量の目安は，推定酸価が1以下の場合は 20g，1～4で 10g，4～15で 2.5g，15～75で 0.5g，75以上の場合は 0.1g である。

☞微紅色が30秒間持続する時を終点とする。

☞0.1M 水酸化カリウム・エタノール溶液 1mL 中に水酸化カリウムは 5.611mg 含まれる。

📖 油脂の自動酸化

　不飽和脂肪酸を多く含む油脂（脂質，LH）は光，熱などにより脂質ラジカル（L·）となり，さらに酸素と反応してパーオキシラジカル（LOO·）となる。LOO· は未反応のLHから水素を引き抜き，一次生成物である過酸化脂質（LOOH）となる。水素を引き抜かれて生じたL· は酸素と反応しLOO· となり，LHから水素を引き抜く。酸素の存在下で反応が連続的に進行することから自動酸化という。生成した過酸化脂質は分解されアルデヒド，ケトン，アルコール，短鎖脂肪酸などの二次生成物に変化し，悪臭や味の劣化の原因となる。dl-α-トコフェロールはラジカルを捕捉するため，自動酸化を防止する作用がある。

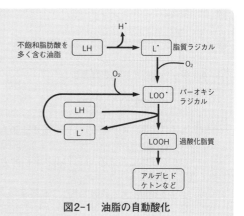

図2-1　油脂の自動酸化

② 過酸化物価

過酸化物価（POV：peroxide value）は油脂の自動酸化により生成する過酸化物の量を示し，試料にヨウ化カリウムを加えた時に遊離するヨウ素をチオ硫酸ナトリウムで滴定し，油脂 1kg に対するミリ当量数（meq）で表す。自動酸化の初期に急増し，初期酸化の指標となる。

準備する試薬

☐ 酢酸・クロロホルム混液（酢酸とクロロホルムを3：2で混合）

☐ 飽和ヨウ化カリウム溶液

　〔調製法〕　ヨウ化カリウムを煮沸冷却した蒸留水に溶解し飽和させる（水に対するヨウ化カリウムの溶解度は20℃で144g/100g である）。褐色びんに保存する。

☐ 1％デンプン溶液

　〔調製法〕　可溶性デンプン 1g に蒸留水を加え，ペースト状にしたものを激しく攪拌しながら熱蒸留水 100mL に加え，さらに数分間攪拌しながらわずかに沸騰させ透明にした後，冷却し，上澄を取り冷暗所に保存する。

☐ 0.01M チオ硫酸ナトリウム（Na$_2$S$_2$O$_3$）溶液

　〔調製法〕　0.1M チオ硫酸ナトリウム標準液（市販品でファクターの明らかなもの）を，用時蒸留水で正確に10倍希釈する。0.1M チオ硫酸ナトリウム標準液のファクターを用いる。

準備する器具

☐ 共栓三角フラスコ（100mL）　　☐ メスシリンダー（50mL）　　☐ メスピペット（1mL）

☐ ビュレット　　☐ 駒込ピペット

過酸化物価の測定

① 油脂試料を 100mL 共栓三角フラスコに精秤する（本試験）

② 酢酸・クロロホルム混液 30mL を加えて溶解する

③ 飽和ヨウ化カリウム溶液 1mL を加える

④ 直ちに栓をして1分間振とうした後，暗所に5分間放置する

⑤ 蒸留水 30mL を加え，激しく振とうする

⑥ 指示薬として1％デンプン溶液 1mL を加える

⑦ 0.01M チオ硫酸ナトリウム溶液で滴定する

⑧ 滴定量から過酸化物価を算出する

$$POV\,(meq/\,kg) = 0.01 \times (a-b) \times F \times \frac{1000}{S}$$

　　a：本試験における 0.01M チオ硫酸ナトリウム溶液の滴定量（mL）
　　b：空試験における 0.01M チオ硫酸ナトリウム溶液の滴定量（mL）
　　F：0.01M チオ硫酸ナトリウム溶液のファクター
　　S：油脂試料の秤取量（g）

☞同時に油脂試料を加えず空試験を行う。
☞油脂試料は酸価と同様に調製する。秤取量の目安は，推定過酸化物価が10以下の場合は 5g，10〜50で 5〜1 g，50以上の場合には 1〜0.5g である。

☞デンプンによる青色の消失時を終点とする。
☞0.01M チオ硫酸ナトリウム溶液 1mL は過酸化物 0.01meq に相当する。

3 チオバルビツール酸価

チオバルビツール酸価（TBAV：thiobarbituric acid value）は自動酸化の二次生成物であるカルボニル化合物の量を示し、試料にチオバルビツール酸を作用させた時に生じる赤色色素の 530nm における吸光度で表す。自動酸化の後半に増加する。

準備する試薬

□ TBA試薬

〔調製法〕 チオバルビツール酸 0.7g を蒸留水 60mL に加温溶解し、冷後、酢酸を加えて 200mL とする。冷暗所に保存し、1 週間以内に使用する。

準備する器具・装置

□ 試験管 　 □ ビー玉 　 □ メスピペット（10mL） 　 □ ろ紙 　 □ 漏斗

□ 加熱用器具 　 □ 分光光度計

チオバルビツール酸価の測定

① 油脂試料 0.3～0.5g を試験管にとる（本試験）

② TBA試薬 10mL を加え混合する

③ 沸騰水浴中で30分間加熱する

④ 冷却後、乾燥したろ紙でろ過する

⑤ ろ液について 530nm における吸光度を測定し、油脂試料 1g 当たりの吸光度に換算する

☞ 油脂試料は酸価と同様に調製する。
☞ 同時に油脂試料を加えずに空試験を行う。
☞ 試験管に加熱前の液面の印をつけておく。

☞ ビー玉を乗せて栓にする。
☞ 加熱後に液量が減少していたら、ろ過する前に蒸留水を加えて加熱前の液量に戻す。

$$TBAV = \frac{a - b}{S}$$

a：本試験のろ液の 530nm における吸光度
b：空試験のろ液の 530nm における吸光度
S：油脂試料の秤取量（g）

📖 油脂および油脂加工食品の規格基準

食品・食品添加物等規格基準において、次のように定められている。

即席めん類（めんを油脂で処理したもの）

　成分規格：含有油脂の酸価が3以下、又は過酸化物価が30以下であること。

　保存基準：直射日光を避けて保存すること。

油脂で処理した菓子（油脂分が10％以上のもの）

　指導要領：製品中に含まれる油脂の酸価が3を超え、かつ過酸化物価が30を超えないこと。

　　　　　製品中に含まれる油脂の酸価が5を超え、又は過酸化物価が50を超えないこと。

　　　　　直射日光および高温多湿を避けて保存すること。

🖌 課 題

（1）油脂の保存状態の違いによるAV、POV、TBAVを比較してみよう。

（2）AV、POV、TBAVの測定中にはどのような反応が起こっているか考えてみよう。

3. 魚肉の変質・鮮度試験

　食肉のたんぱく質は死後硬直後，細胞内のたんぱく質分解酵素によりペプチドやアミノ酸にまで分解される（自己消化）。続いて微生物が増殖するとさらに分解が進み，悪臭の原因物質や有毒物質が生成する（腐敗）。魚肉は畜肉に比較して腐敗しやすい。腐敗の判定法には，人の五感による官能的試験法，分解生成物を測定する化学的試験法，付着している細菌数を測定する微生物学的試験法などがある。

※ **目　　的**

　腐敗を判定する化学的試験法のうち，揮発性塩基窒素の測定，ヒスタミンの検出，K値の測定により魚肉の鮮度を判定する。

1 揮発性塩基窒素の測定

　腐敗の過程で生じる揮発性の塩基窒素化合物，特に魚介類ではアンモニア，トリメチルアミン，ジメチルアミンなどのアミン類を測定し，食品 100g 中の揮発性塩基窒素（VBN：volatile basic nitrogen）のmg数として表わす。鮮度判定の指標となる。揮発性塩基窒素の測定法には通気法，減圧法，微量拡散法（コンウェイ法）などがある。

▢ 準備する試薬

□ 20%および2%トリクロロ酢酸溶液

□ 混合指示薬

　〔**調製法**〕　0.066%メチルレッドおよび0.066%ブロムクレゾールグリーンのエタノール溶液を等量混合する。

□ ホウ酸吸収剤

　〔**調製法**〕　ホウ酸 10g をエタノール 200mL に溶解し，混合指示薬 10mL を加えてから蒸留水を加え 1L とする。

□ 炭酸カリウム分解剤

　〔**調製法**〕　炭酸カリウム 50g に蒸留水 100mL を加え，加熱溶解する。

□ 0.01M 硫酸溶液

　〔**調製法**〕　0.05M 硫酸標準液（市販品でファクターの明らかなもの）を，用時に蒸留水で正確に5倍希釈する。0.05M 硫酸標準液のファクターを用いる。

□ 膠着剤（白色ワセリンと流動パラフィンを2：1で混合）

▢ 準備する器具・装置

□ コンウェイユニット　　□ 水平ミクロビュレット

□ ビーカー（100mL）　　□ メスフラスコ（100mL）

□ ろ紙　　□ 漏斗　　□ ホールピペット（1mL）

□ 駒込ピペット　　□ 恒温器

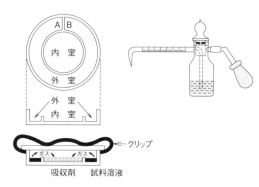

図2-2　コンウェイユニットと水平ミクロビュレット

試料溶液の調製

① 細切した魚肉 10g を 100mL ビーカーに精秤する

↓

② 蒸留水 50mL を加え攪拌し，30分間放置する

↓

③ 20％トリクロロ酢酸溶液 10mL を加え攪拌し，10分間放置する

↓

④ ろ紙でろ過して 100mL のメスフラスコに移す

↓

⑤ 残渣を 10mL の2％トリクロロ酢酸溶液で2回洗い，洗液は同じろ紙でろ過して④のろ液と合わせる

↓

⑥ 蒸留水で 100mL に定容し，試料溶液とする

微量拡散法（コンウェイ法）による揮発性塩基窒素の定量

　試料溶液をアルカリ性にした時に生成する揮発性塩基窒素化合物を，拡散現象により吸収剤に吸収させ，滴定法で定量する。

① ユニットの蓋と本体のすり合わせ部分に膠着剤を少量塗る

↓

② ユニット内室にホウ酸吸収剤 1mL を駒込ピペットで入れる

↓

③ ユニット外室Aの部分に試料溶液 1.0mL を正確に入れ，ユニットに蓋をする（本試験）

↓

④ 蓋を少しずらし，ユニット外室Bの部分に炭酸カリウム分解剤 1mL を駒込ピペットで手早く入れ，直ちに蓋をする

↓

⑤ ユニットに金属製クリップをはめ，慎重にA部分とB部分の溶液を混合する

↓

⑥ ユニットを水平に保ち，37℃の恒温器中で60分間静置する

↓

⑦ 水平ミクロビュレットを用いて内室のホウ酸吸収剤を 0.01M 硫酸溶液で滴定する

↓

⑧ 滴定量から揮発性塩基窒素量を算出する

$$VBN（mg\%）= 0.28 × (a-b) × F × \frac{100}{0.1}$$

　　a：本試験における 0.01M 硫酸溶液の滴定量（mL）
　　b：空試験における 0.01M 硫酸溶液の滴定量（mL）
　　F：0.01M 硫酸溶液のファクター

> **ワンポイントアドバイス**
>
> 微量拡散法による揮発性塩基窒素の測定は，酸性あるいはアルカリ性ガスの影響を受けやすい。よって実験室内にこれらのガスの発生がないように注意する必要がある。また，コンウェイユニットの内壁に油分が付着していると誤差を生じるので，ユニットの内部は手指でふれないよう注意する。

☞ 膠着剤が本体の外室に付着しないように注意する。

☞ 同時に試料溶液の代わりに蒸留水を加えて空試験を行う。

☞ ユニット外室の仕切を手前にし，反対側をやや高くして本体を傾斜しておくと操作しやすい。

☞ 蓋をする前に試料溶液と分解剤が混ざらないように注意する。

☞ 内室と外室の溶液が混ざらないように注意する。

☞ 20℃では120分間静置する。

☞ 内室の溶液は緑色から無色，さらに微紅色を呈したところを終点とする。

☞ 試料溶液 1mL は魚肉 0.1g に相当する。

☞ 0.01M 硫酸溶液 1mL は揮発性塩基窒素 0.28mg に相当する。

☞ 魚肉の鮮度判定基準は次の通りである。
　5〜10mg%　　　極めて新鮮な魚肉
　15〜25mg%　　普通の魚肉
　30〜40mg%　　初期腐敗の魚肉
　50mg%以上　　腐敗した魚肉

② ヒスタミンの検出

　腐敗の過程で，微生物がもつ脱炭酸酵素の作用により，ヒスチジンからヒスタミンが生成される。ヒスタミンはアレルギー様食中毒の主な原因物質である。よってヒスタミンの検出試験により中毒を起こす可能性を判定することができる。

> サバ，サンマ，アジ，イワシなどの赤身魚の筋肉には遊離アミノ酸が多く含まれ，ヒスチジン含量が比較的高い。アレルギー様食中毒は，ヒスタミンが魚肉 1g 中 4mg 以上含まれていると起こる可能性がある。

準備する試薬

□ 展開溶媒

　〔調製法〕　10％アンモニア水 100mL とブタノール 100mL を分液漏斗に入れ混合し，24時間静置後，下層を捨て上層を用いる。

□ 発色液１

　〔調製法〕　スルファニル酸 0.25g を 0.1M 塩酸 50mL に溶解した後，この溶液に１％亜硝酸ナトリウム溶液 50mL を攪拌しながら加える（用時調製）。

□ 発色液２（飽和炭酸ナトリウム溶液）

準備する器具

□ クロマトグラフィー用円形ろ紙　　□ キャピラリー　　□ ガラスシャーレ　　□ 噴霧器

円形ろ紙クロマトグラフィーによるヒスタミンの検出

① 円形ろ紙を図2-3のように用意する

② 試料溶液 10μL をキャピラリーを使って，中央から 5mm 程度帯状の部分に入り込んだ位置にスポットし，風乾する　　☞試料溶液は揮発性塩基窒素の測定で調製したものを用いる。

③ 帯状の部分を中央で折り曲げ，展開溶媒の入っているガラスシャーレにろ紙をのせる

④ ろ紙の上にシャーレの蓋を軽くのせ，展開する

⑤ 展開溶媒が半径 2.5cm 前後に達したらろ紙を取り出し，風乾する

⑥ ろ紙に発色液１を噴霧し，ただちに発色液２を噴霧する

⑦ ヒスタミンがあれば，半径 1.5～1.8cm の部分に赤色の輪が出現する　　☞この方法でのヒスタミンの検出限界は 0.5～1 μg である。よって，ヒスタミンが検出された場合，魚肉 1g 中 0.5～1mg 以上のヒスタミンを含んでいることになる。試料溶液を４倍希釈してもヒスタミンが検出された場合，試料とした魚肉に中毒を起こす量のヒスタミンが含まれていることが予想される。

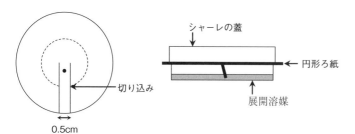

図2-3　円形ろ紙

腐敗における化学反応

　食品の腐敗に関与する非病原性の細菌，糸状菌，酵母などを腐敗微生物という。食肉中のアミノ酸は腐敗微生物のもつ酵素により，脱炭酸反応や脱アミノ反応などを受けて，腐敗アミン，有機酸，アルコールなどの様々な腐敗生成物を生じる。これらの物質は生体に悪影響を及ぼしたり，悪臭の原因となる。表2-3に主なアミノ酸からの腐敗生成物を示す。

脱炭酸反応　　　　　　　　$\text{R-CH-COOH} \longrightarrow \text{R-CH}_2\text{-NH}_2 + CO_2$
　　　　　　　　　　　　　　　$|$
　　　　　　　　　　　　　NH_2

脱アミノ反応　　　　　　$\text{R-CH-COOH} \longrightarrow \begin{cases} \text{R-CH}_2\text{-COOH} + NH_3 \\ \text{R-CO-COOH} + NH_3 \\ \text{R-CH(OH)-COOH} + NH_3 \end{cases}$
　　　　　　　　　　　　　　$|$
　　　　　　　　　　　NH_2

脱炭酸・脱アミノ反応　$\text{R-CH-COOH} \longrightarrow \begin{cases} \text{R-CH}_2\text{OH} + NH_3 + CO_2 \\ \text{R-COOH} + NH_3 + CO_2 \\ \text{R-CH}_3 + NH_3 + CO_2 \end{cases}$
　　　　　　　　　　　　　　$|$
　　　　　　　　　　　NH_2

表2-3　アミノ酸から生成する腐敗生成物

アミノ酸	反応形式	腐敗生成物
ヒスチジン	脱炭酸反応	ヒスタミン
チロシン	脱炭酸反応	チラミン
アラニン	脱アミノ反応	ピルビン酸
グリシン	脱アミノ反応	酢酸
アスパラギン酸	脱アミノ反応	マレイン酸・フマル酸
バリン	脱炭酸・脱アミノ反応	イソブチルアルコール
フェニルアラニン	脱炭酸・脱アミノ反応	フェニル酢酸
グルタミン酸	脱炭酸・脱アミノ反応	酪酸
トリプトファン	脱炭酸・脱アミノ反応	スカトール

3 K値の測定

　魚介類では死後，筋肉に含まれるアデノシン三リン酸（ATP）が酵素により，アデノシン二リン酸（ADP）→アデノシン一リン酸（AMP）→イノシン酸（IMP）→イノシン（HxR）→ヒポキサンチン（Hx）の順に分解される。これらATP関連物質に占めるHxRおよびHxの総量を百分率（%）で表わした値をK値（鮮度判定恒数）という。K値は魚介類の初期における鮮度（生鮮度）判定の指標となる。測定法にはイオン交換樹脂法，酵素法，HPLC法などがある。

準備する試薬

□ イオン交換樹脂Bio-Rad AG*1*-X4（100〜200mesh，Cl⁻型）
□ 10M および 1M 水酸化カリウム水溶液
□ 溶離液A
　〔調製法〕四ほう酸ナトリウム十水和物（ホウ砂）1.9g，塩化ナトリウム 1.2g，1M塩酸 22.5mL，1Mエチレンジアミン 10mLに蒸留水を加えて溶解し，1L とする（pH7.5）。
□ 溶離液B
　〔調製法〕塩化ナトリウム 17.4g，1M塩酸 150mL に蒸留水を加えて溶解し，1L とする。

□ 10%過塩素酸溶液
□ 1%アンモニア水

準備する器具

□ 遠心管　　□ pH試験紙　　□ ガラスカラム（φ0.6cm）　　□ ガラスウール
□ メスフラスコ（50mL）　　□ 駒込ピペット　　□ 遠心分離機　　□ 分光光度計

試料溶液の調製

① 細切した魚肉 2g を遠心管に秤取し，氷冷した10%過塩素酸溶液 5mL を加え，氷冷しながらガラス棒で破砕する

☞ 血合肉をさけ，背部普通肉を採取する。

↓

② 遠心分離機を用いて 2000〜3000rpm で3分間遠心した後，上澄液を別の遠心管に移す

↓

③ 上澄液を 10M および 1M 水酸化カリウム水溶液で中和し，生じた過塩素酸カリウムの沈殿を遠心して除く

↓

④ 上澄液を試料溶液とする

カラムの調製

① ガラスカラムの底にガラスウールを固くならないようにつめる

↓

② 駒込ピペットを用いてガラスウールの表面から 5cm のところまで活性化した樹脂をつめる

↓

③ 樹脂をつめた後，溶離液Aを約10mL流す

☞ イオン交換樹脂はそのつど蒸留水で洗いながら，アセトン，1M NaOH，1M HCl の順で処理して活性化した後，蒸留水中に置く。
☞ 樹脂をつめる際は，気泡が入らないように注意する。

イオン交換樹脂法によるATP関連物質の分離

　鮮度が低下してもATP関連物質の総量はほぼ一定である。よって，HxR＋Hx（ヌクレオシド＋塩基）とATP＋ADP＋AMP＋IMP（ヌクレオチド）を分離，定量すればK値を算出することができる。アルカリ性ではATP関連物質はイオン交換樹脂に吸着される。そのうちヌクレオシドと塩基は中性で溶出され，リン酸基を有するヌクレオチドは酸性下で塩濃度を高めることにより溶出されるので分離することができる。

❶　試料溶液（魚肉 0.1〜0.2g 相当）を取り，1%アンモニア水（試料溶液0.5mLに対して1〜2滴）でpH 9.4にする

❷　①をカラムに加え，試料溶液の上部が樹脂の上面近くまで流下するのを待つ

❸　蒸留水 20mL でカラムを洗い，液面が樹脂の上面近くまで流下するのを待つ

❹　次に 溶離液A 50mL を流し，カラムからの溶出液を 50mL メスフラスコに集め，溶出液で 50mL に定容する（フラクションA）　☞定容後，よく混合しておく。

❺　つづいて 溶離液B 50mL を流し，カラムからの溶出液を別の 50mL メスフラスコに集め，溶出液で 50mL に定容する（フラクションB）　☞定容後，よく混合しておく。

❻　分光光度計で各フラクションの 250nm における吸光度を測定する

❼　吸光度からK値を算出する

$$K値（\%）= \frac{E\ 250nm\ A}{E\ 250nm\ A\ +\ E\ 250nm\ B} \times 100$$

　　E 250 nm A：フラクションAの250nmにおける吸光度
　　E 250 nm B：フラクションBの250nmにおける吸光度

☞魚肉の鮮度の判定基準は次の通りである。
　10%以下　　即殺後の魚肉
　20%以下　　極めて新鮮な魚肉
　30〜50%　　普通の魚肉

課　題

（1）各試験の結果と官能検査項目（色や臭いなど）を比較してみよう。

4．生乳・牛乳類の鮮度試験および規格

4-1．生乳・牛乳類の鮮度試験

　乳・乳製品は食品衛生法に基づき，他の食品とは別に衛生規格が決められている。食品衛生法第11条第１項と第18条1項に基づいて制定されているのが「乳及び乳製品の成分規格等に関する省令（以下，乳等省令）」である。以下に紹介する，比重測定，酸度測定，アルコール試験は乳等省令に基づいて定められている規格を検査する試験法の一部である。

1　生乳・牛乳類の比重測定

　生乳または牛乳類の比重は，ラクトメーター（浮ひょう式牛乳比重計；乳調計，牛乳計，牛乳用比重計）を用いて測定する。

🧴 準備する試料

□生乳，市販の牛乳類

🧪 準備する器具・装置

□ラクトメーター

□メスシリンダー（250mL）

□温度計

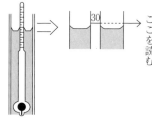

図2-4　ラクトメーターの読み方

操　作

① 試験に供する生乳または牛乳がどのような容器に入っているかによるが，ガラス棒等で試験に供する前に十分混和する

☞泡立てないように注意すること。

② メスシリンダー等に 200mL 採取する

③ 比重計をメスシリンダー中央部に静かに入れ，目盛が３０ぐらいのところで手を離す

④ 検体の温度を測定する（温度は15℃を標準とする）

⑤ 15℃以外であった場合は，補正表（表2-4）により補正し換算する

☞補正表の数字は，比重の小数点以下だけを示しており，33であれば，比重は1.033となる。

☞比重は温度によって変化する。通常の測定温度は15℃だが，15℃以外の温度で測定した場合は乳等省令の「別記１（全乳比重補正表，表2-4）または別記２（低脂肪牛乳及び無脂肪牛乳比重補正表）」を用いて補正する必要がある（https://www.mhlw.go.jp/web/t_doc?dataId=78333000&data）

ワンポイント試験

　5%または10%加水した試料が分からないようにランダム化し，官能評価で加水した試料を官能評価で加水を見分けられるかを試験してみると理解がより深まる。但し，生乳は殺菌されていないので，市販の牛乳類を使って行うこと。

表2-4　全乳比重補正表（乳及び乳製品の成分規格等に関する省令（乳等省令）別記1）

乳稠計度数 ＼ 牛乳温度	0	1	2	3	4	5	6	7	8	9	10	11	12	13	14	15	16	17	18	19	20	21	22	23	24	25	26	27	28	29	30
14	12.9	12.9	12.9	13.0	13.0	13.1	13.1	13.1	13.2	13.3	13.4	13.5	13.6	13.7	13.8	14.0	14.1	14.2	14.4	14.6	14.8	15.0	15.2	15.4	15.6	15.8	16.0	16.2	16.4	16.6	16.8
15	13.9	13.9	13.9	14.0	14.0	14.1	14.1	14.1	14.2	14.3	14.4	14.5	14.6	14.7	14.8	15.0	15.1	15.2	15.4	15.6	15.8	16.0	16.2	16.4	16.6	16.8	17.0	17.2	17.4	17.6	17.8
16	14.9	14.9	14.9	15.0	15.0	15.1	15.1	15.1	15.2	15.3	15.4	15.5	15.6	15.7	15.8	16.0	16.1	16.3	16.5	16.7	16.9	17.1	17.3	17.5	17.7	17.9	18.1	18.3	18.5	18.7	18.9
17	15.9	15.9	15.9	16.0	16.0	16.1	16.1	16.1	16.2	16.3	16.4	16.5	16.6	16.7	16.8	17.0	17.1	17.3	17.5	17.7	17.9	18.1	18.3	18.5	18.7	18.9	19.1	19.3	19.5	19.7	20.0
18	16.9	16.9	16.9	17.0	17.0	17.1	17.1	17.1	17.2	17.3	17.4	17.5	17.6	17.7	17.8	18.0	18.1	18.3	18.5	18.7	18.9	19.1	19.3	19.5	19.7	19.9	20.1	20.3	20.5	20.7	21.0
19	17.8	17.3	17.8	17.9	17.9	18.1	18.1	18.1	18.2	18.3	18.4	18.5	18.6	18.7	18.8	19.0	19.1	19.3	19.5	19.7	19.9	20.1	20.3	20.5	20.7	20.9	21.1	21.3	21.5	21.7	22.0
20	18.7	18.7	18.8	18.8	18.8	18.9	19.0	19.0	19.1	19.2	19.3	19.4	19.5	19.6	19.8	20.0	20.1	20.3	20.5	20.7	20.9	21.1	21.3	21.5	21.7	21.9	22.1	22.3	22.5	22.7	23.0
21	19.6	19.7	19.7	19.7	19.7	19.8	19.9	20.0	20.1	20.2	20.3	20.4	20.5	20.6	20.8	21.0	21.2	21.4	21.6	21.8	22.0	22.2	22.4	22.6	22.8	23.1	23.2	23.4	23.6	23.8	24.1
22	20.6	20.6	20.7	20.7	20.7	20.8	20.9	21.0	21.1	21.2	21.3	21.4	21.5	21.6	21.8	22.0	22.2	22.4	22.6	22.8	23.0	23.2	23.4	23.6	23.8	24.1	24.3	24.5	24.7	24.9	25.2
23	21.5	21.5	21.6	21.7	21.7	21.8	21.9	22.0	22.1	22.2	22.3	22.4	22.5	22.6	22.8	23.0	23.2	23.4	23.6	23.8	24.0	24.2	24.4	24.6	24.8	25.1	25.3	25.5	25.7	26.0	26.2
24	22.4	22.4	22.5	22.6	22.7	22.8	22.9	23.0	23.1	23.2	23.3	23.4	23.5	23.6	23.8	24.0	24.2	24.4	24.6	24.8	25.0	25.2	25.4	25.6	25.8	26.1	26.3	26.5	26.7	27.0	27.3
25	23.3	23.3	23.4	23.5	23.6	23.7	23.8	23.9	24.0	24.1	24.2	24.3	24.5	24.6	24.8	25.0	25.2	25.4	25.6	25.8	26.0	26.2	26.4	26.6	26.8	27.1	27.3	27.5	27.7	28.0	28.3
26	24.3	24.3	24.4	24.5	24.6	24.7	24.8	24.9	25.0	25.1	25.2	25.3	25.5	25.6	25.8	26.0	26.2	26.4	26.6	26.9	27.1	27.3	27.5	27.7	27.9	28.2	28.4	28.6	28.9	29.2	29.5
27	25.2	25.3	25.4	25.5	25.6	25.7	25.8	25.9	26.0	26.1	26.2	26.3	26.5	26.6	26.8	27.0	27.2	27.4	27.6	27.9	28.2	28.4	28.6	28.8	29.0	29.3	29.5	29.7	30.0	30.3	30.6
28	26.1	26.2	26.3	26.4	26.5	26.6	26.7	26.8	26.9	27.0	27.1	27.2	27.4	27.6	27.8	28.0	28.2	28.4	28.6	28.9	29.2	29.4	29.6	29.9	30.1	30.4	30.6	30.8	31.1	31.4	31.7
29	27.0	27.1	27.2	27.3	27.4	27.5	27.6	27.7	27.8	27.9	28.1	28.2	28.4	28.6	28.8	29.0	29.2	29.4	29.6	29.9	30.2	30.4	30.6	30.9	31.2	31.5	31.7	31.9	32.2	32.5	32.8
30	27.9	28.0	28.1	28.2	28.3	28.4	28.5	28.6	28.7	28.8	29.0	29.2	29.4	29.6	29.8	30.0	30.2	30.4	30.6	30.9	31.2	31.4	31.6	31.9	32.2	32.5	32.7	33.0	33.3	33.6	33.9
31	28.8	28.9	29.0	29.1	29.2	29.3	29.5	29.6	29.7	29.8	30.0	30.2	30.4	30.6	30.8	31.0	31.2	31.4	31.7	32.0	32.3	32.5	32.7	33.0	33.3	33.6	33.8	34.1	34.4	34.7	35.1
32	29.7	29.8	29.9	30.0	30.1	30.3	30.4	30.5	30.6	30.8	31.0	31.2	31.4	31.6	31.8	32.0	32.2	32.4	32.7	33.0	33.3	33.6	33.8	34.1	34.4	34.7	34.9	35.2	35.5	35.8	36.2
33	30.6	30.7	30.8	30.9	31.0	31.2	31.3	31.4	31.6	31.8	32.0	32.2	32.4	32.6	32.8	33.0	33.2	33.4	33.7	34.0	34.3	34.6	34.9	35.2	35.5	35.8	36.0	36.3	36.6	36.9	37.3
34	31.5	31.6	31.7	31.8	31.9	32.1	32.2	32.3	32.5	32.7	32.9	33.1	33.3	33.5	33.8	34.0	34.2	34.4	34.7	35.0	35.3	35.6	35.9	36.2	36.5	36.8	37.1	37.4	37.7	38.0	38.4
35	32.4	32.5	32.6	32.7	32.8	33.0	33.1	33.2	33.4	33.6	33.8	34.0	34.2	34.4	34.7	35.0	35.2	35.4	35.7	36.0	36.3	36.6	36.9	37.2	37.5	37.8	38.1	38.4	38.7	39.1	39.5

📖 生乳・牛乳とは

　乳等省令では，生乳と牛乳は意味が異なるので注意が必要である。牛から搾乳したままのミルクが「生乳」である。これに対して，牛から搾乳したミルクで，①殺菌などのプロセス（特別牛乳は殺菌の省略が可能）を経て飲用乳として，②殺菌後に乳製品への加工プロセスの原料として，市場で取引されるものを「牛乳」と定義している。生乳のみを原料とした低脂肪牛乳や無脂肪牛乳を含めたものを本稿では牛乳類とした。

📖 牛乳類の比重の規格

　生乳および特別牛乳を含む牛乳類の比重の規格が2014年12月に改正された。改正前は比重の規格をジャージー種以外の牛から搾乳したミルクとジャージー種のミルクに分け，比重の上限値を設定していたが，改正後はジャージー種を含む全ての牛から搾乳した生乳および牛乳類・特別牛乳の15℃での比重を1.028以上とし，比重の上限値は撤廃された。比重の上限値が設定されていたのは，牛の健康状態が悪化するとミルクの比重が高くなるという知見に基づいたものだったが，牛の健康管理が進歩したこと，乳房の健康状態の指標である体細胞数の迅速測定法が普及していること，酪農先進国では比重の上限値が設定されていないことなどから今回の改正で上限値は廃止することとなった。なお，最近需要が伸びている低脂肪牛乳の比重は1.030以上，無脂肪牛乳の比重は1.032以上に改正された。

2 生乳・牛乳類の酸度測定

　生乳または牛乳類の酸度（乳酸として）が規格内であることが乳等省令で定められている。酸度はミルク100g当たりの乳酸量を乳酸酸度（%）として表す。乳等省令の規格を表2-5に示した。

表2-5　生乳および主な牛乳類の乳酸酸度の規格

生乳・牛乳	ジャージー種以外から搾乳	0.18%以下
	ジャージー種から搾乳	0.20%以下
特別牛乳	ジャージー種以外から搾乳	0.17%以下
	ジャージー種から搾乳	0.19%以下
成分調整牛乳・低脂肪牛乳・無脂肪牛乳		0.21%以下

ワンポイントアドバイス

水酸化ナトリウムは潮解性（空気中の水蒸気を取り込んで溶ける性質）がある。手早くはかり取り，使用後はすぐに蓋を閉めること。また，白衣，手袋，保護メガネの着用は必須である。腐食性があるので，万が一皮膚についた場合，多量の水で速やかに洗い流すこと。

準備する試料
□生乳，市販の牛乳類

準備する試薬
□フェノールフタレイン指示薬

〔調製法〕フェノールフタレイン1gを95%エタノール100mLに溶かす。

□0.1M水酸化ナトリウム（NaOH）溶液

〔調製法〕NaOH 4gを少量の蒸留水に溶解し，メスフラスコに移して1000mLにする。最近では，和光純薬を始めとする試薬メーカーからファクターを求めた調製済み試薬を入手することも可能である。

準備する器具
□ホールピペット（10mL）　□三角フラスコ（100mL）　□メスシリンダー（20または25mL）
□駒込ピペット（2mL）　□ビーカー（100mL）　□ビュレット台，ビュレット
□漏斗　□ピペット置き

実験方法

① 牛乳10mLをホールピペットで，三角フラスコ（100mL）に取る

② さらに，二酸化炭素を含まない水（蒸留水を煮沸し，冷却）10mL およびフェノールフタレイン指示薬約0.5mLを駒込ピペットで加える

③ 0.1M NaOH溶液を用いて，液の色相が微紅色を呈するまで滴定する

④ ①-③の操作を繰り返し行い（3回滴定），その測定値の平均を求める（VmLとする）

計　算

　乳酸の分子量は90.08gであるので，牛乳類等10mL中に含まれるファクターFの0.1M水酸化ナトリウムVmLで中和された乳酸濃度（%）は以下の計算式となる。

$$乳酸酸度（\%）= VmL \times F \times \left[\frac{(0.1 \times 90.08)}{1000}\right] \times \left[\frac{10}{比重}\right] ≒ V \times F \times \frac{0.09}{比重}$$

- 0.1M NaOH溶液をビーカーに取り，ビュレットに入れ，溶液を勢いよく出してビュレットのコック上下にたまっている空気を抜く。
- 三角フラスコ内の液の色が微紅色（淡いピンク色）に変化し，約30秒間この色が消失しない点を終点とする。

- 牛乳比重の値はあらかじめラクトメーターで測定する。

---

③ 生乳・牛乳類の簡便な新鮮度評価法：アルコール試験

　冷蔵が不十分で酸度が上昇した生乳，牛の健康状態が悪いこと等などから発生する異常乳などで凝固が発生するとされている。鮮度の悪い生乳ではカゼインの高次構造が不安定になっているので，エタノールの作用に凝固物が生成する。

準備する試料

□ 生乳（可能であれば，10℃で1週間程度保存したものと，新鮮な生乳とを比較すると良い）

準備する試薬および器具

□ 70%エタノール

□ 1000μL測定可能なマイクロピペットとチップ

□ シャーレ（プラスチックシャーレも使用可能）

実験方法

① 生乳1000μLをシャーレーに加える

② 70%エタノール1000μLをシャーレー内の生乳と混合させながら加える

③ 数分後に，凝固物が発生しているかを判別する

---

④ 生乳・牛乳類の簡便な新鮮度評価法：レサズリン試験

　生乳または牛乳類中で増殖した細菌が生産する還元酵素活性を指標に新鮮度を評価する方法である。レサズリン試験は細菌の還元酵素により紫→紫赤→赤紫→紅色→無色に変化することを利用した簡便法である。反応時間は30分なのでpHの低下はほとんど起こらない。

準備する試料

□ 生乳，牛乳類（可能であれば，10℃で1週間程度保存した生乳を対照とするとよい）

🧴 **準備する試薬および器具**

☐ レサズリン溶液

〔調製法〕 レサズリン1.6mgを滅菌蒸留水50mLに溶解する。レサズリン溶液は褐色びん中で4℃以下で保存すれば1週間程度は使用可能である。市販のラクテスターA錠（富士フィルム和光純薬製）で代替することもできる。

☐ シリコ栓付き滅菌試験管（10mL以上の容量があるもの）

☐ 恒温水槽（30℃設定が可能なもの）

☐ 滅菌した5mL容または10mL容ガラスピペット

☐ マイクロピペットと滅菌済みチップ

実験方法

① 生乳または牛乳類5mLを滅菌したガラスピペットまたは滅菌チップを装着したマイクロピペットで滅菌した試験管に加える

↓

② レサズリン溶液500µLを加え，空気が入らないように，試験管を空中で円を描くように回転させて，混和する

↓

③ 30℃，30分間恒温水槽内で加温する

↓

④ 右記の表に従って判定する。空気中の酸素の影響を受けることがあるので判定は試験管の半分より下部の色調で判定する

表2-6 レサズリン試験判定の目安

級	色調	細菌学的品質の目安
0	青紫色	優
1	淡紫色	良
2	紅紫色	やや良
3	紅白色	不良
4	ピンク色	不良
5	白色	不良

レサズリン試験紙を用いた簡便法

レサズリン試験の簡便法として，「プラディア用レサズリン試験紙（昭和薬品化学工業製）」等を用いた方法も実施可能である。

方法

滅菌済みの1.5mL容エッペンドルフチューブに生乳または牛乳類を500µLを無菌的に添加し，そこにプラディア用レサズリン試験紙を無菌的に挿入する。ヒートブロックなどで30℃，30分反応させて，表2-6の判定目安にしたがって還元性細菌の増殖度合いを判定する。

4-2. 生乳・牛乳類の乳固形分規格と加熱（殺菌）履歴の検査

　乳・乳製品の規格は乳等省令で決められているが，他の食品と異なり図2-5に示すように，ミルクは水分以外の成分を乳脂肪と無脂乳固形からなる乳固形分と定義する。また，乳等省令により，特別牛乳を除く飲用乳や乳製品は63℃，30分または同等以上の殺菌を行わなければならない。ここでは，ゲルベル法による脂肪分，無脂乳固形分の測定に加え，乳等省令の規格として定められてはいないが，殺菌によっておこるミルクの変化を検出する方法として，たんぱく質還元価と市販酵素キットを利用した方法について述べる。

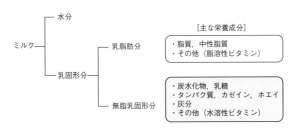

図2-5　乳・乳製品の規格で使われる用語と栄養成分

1 生乳・牛乳類の乳脂肪分の測定（ゲルベル法）

　乳脂肪の定量検査は，ゲルベル法，レーゼゴットリーブ法，バブコック法，ミネソタ法が乳・乳製品の種類によって使い分けられている。ここでは，飲用乳中の乳脂肪分測定法であるゲルベル法について記載する。

準備する試料

□市販の牛乳

準備する試薬

□濃硫酸（乳脂肪測定用　比重1.820〜1.825）　　□アミルアルコール

準備する器具

□ゲルベルのブチロメーター　　□遠心分離機（ゲルベル用）

□恒温槽（保温用）　　□ホールピペット（10mL，1mL）

□牛乳用ホールピペット（11mL）

□アミルアルコール用ホールピペット（1mL）

□安全ピペッター

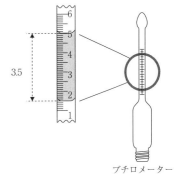

ブチロメーター

図2-6　脂肪層の読み方

操　作

❶　ブチロメーターに硫酸（比重1.820〜1.825，90〜91%）10mLを入れる。

❷　牛乳 11mL を少量ずつ硫酸の上に静かに重層させる

❸　アミルアルコール 1mL を加える

❹　ブチロメーターに十分にゴム栓をし，ぬらして固く絞った台ふきんで包み，栓が抜けないよう気をつけてよく混和（数回転倒）する（発熱す

☞危険回避のため，安全ピペッターを使用すること。

☞硫酸と牛乳が混ざらないように管壁に沿って静かに流し入れる。

—35—

るので注意）

⑤ ④で牛乳がよく混和したのを確認し，65℃の温湯に約15分間，ゴム栓を下にして浸漬する

☞ 浸漬は専用の温湯器があるので，それを使用すれば，ブチロメーターが安定する。

⑥ 遠心分離する（700〜1000rpm/min，3〜5分間）

☞ 遠心分離機は専用を使用すること。

⑦ 再度65℃の温湯に約5分間浸漬した後，すみやかに値を計測する（脂肪層がブチロメーターの目盛り部分からはみ出している場合は，栓を目盛り部分に，手動で移動させて測定する。その時，ゴム栓が外れないよう気をつけること）

📖 乳・乳製品工場での受入検査

　乳・乳製品工場では本稿で紹介している乳等省令に基づく法定検査と並行して，フーリエ変換赤外分光（FT-IR）を用いた非破壊の乳成分検査を行っている。工場に運ばれた原料生乳を出来るだけ早く受け入れるための検査で，抗生物質検査や体細胞検査と並行して行われる一連の迅速検査の一つである。日本国内で比較的多く使われているタイプの検査装置では，生乳の乳脂肪，全固形分，乳たんぱく質，乳糖，遊離脂肪酸，比重，酸度を1検体約30秒程度で検査することができる。

　乳等省令に定められている，牛乳の乳脂肪分，無脂乳固形分は，それぞれ3.0%以上，8.0%以上である。

　2008年に中国の育児用調製粉乳（育児用粉ミルク）に使用された生乳で，たんぱく質量を水増しするためにメラミンを混入するという食品偽装が行われたことは記憶に新しい。窒素化合物であるメラミンを生乳に加えると改良ケルダール法や改良デュマ法（燃焼法）のような窒素を指標としたたんぱく質量を増やすことができるためである。

　生乳が抗生物質や農薬などの想定される物質によって汚染された場合は，上記の迅速検査法でチェックが可能である。しかし，このメラミンによって窒素量を偽装することは想定外であったため，世界が混乱したのである。この事件を契機に，「想定外」の物質による食品偽装を検査する方法の一つが，このFT-IRを用いるシステムである。

　FT-IRを用いた生乳検査法の原理は紙面の関係で省略するが，FT-IR測定を可能にするためには膨大な量の生乳の法定検査データが背景に必要である。一方，最近の新しいFT-IRの活用法として，食品偽装（Food Fraud）発見を目的に生乳の赤外スペクトルを統計的に処理し，生乳の「指紋」のように使用する方法が研究されている。この方法によれば，メラミン以外の未知の物質が意図的に混入された場合でも食品偽装を見抜くことが理論的に可能である。FT-IRや他の測定装置を用いたNon-targeted Analysis（またはNon Targeted Fingerprinting）と呼ばれる食品偽装成分検出システムの開発を世界の食品分析化学者は取り組んでいる。

2 生乳・牛乳類の無脂乳固形分の測定

図2-5に示すように、ミルクから水分を除いた重量が全固形分である。全固形分から、前項で測定した乳脂肪分を除いたものが無脂乳固形分となる。乳脂肪分は脂溶性の成分、無脂乳固形は水溶性の成分が構成成分である。

準備する試料

□市販の牛乳、乳製品

準備する器具

□分析天秤
□アルミ秤量管（直径5cm ぐらい）
□恒温乾燥器（100℃まで調節ができるもの）
□駒込ピペット
□デシケーター（シリカゲル入り）
□ウォーターバス

操　作

① アルミ秤量管を恒量とする

② 試料を十分に混和して用いる

③ 試料2.5mL を駒込ピペットでアルミ秤量管に入れ精秤する

④ 沸騰水浴上にのせ、約15分放置して水分の大部分を蒸発させ、蒸発乾固させる

⑤ 恒温乾燥器（98～100℃）で約3～5時間加熱し乾燥させる

⑥ デシケーターの中で20分放冷後、秤量する

⑦ 1時間加熱、20分放冷を繰返し、恒量を求める

☞ 恒量：98～100℃の乾燥器内で1時間乾燥させ、デシケーター内で20分放冷する。加熱と冷却の前後の秤量差が、0.5mg 以内になった時の重量。

無脂乳固形分（％）は、乾燥物質（％）から乳脂肪量（％）を差し引いて得られる。

$$水分 = \frac{③ - ⑦}{③ - ①} \qquad 全乳固形分 = \frac{⑦ - ①}{③ - ①}$$

①：試料2.5mL を入れる前のアルミ秤量管の重量
③：試料2.5mL とアルミ秤量管の合計重量
⑦：アルミ秤量管と試料乾燥物質の合計重量

ワンポイントアドバイス

牛乳の乳脂肪分と比重の実測値から全固形分の近似値を次式により算出できる。

全固形分（％）＝
1.2×乳脂肪分（％）+0.25×比重
（比重は1.032の時、32と読み替える）
これをもとに、次式で無脂乳固形分を求める。

無脂乳固形分（％）＝
全固形分（％）－乳脂肪分（％）

3 生乳の加熱（殺菌）履歴試験：たんぱく還元価

　生乳を加熱すると，ミルク中に還元物質が生成する。この還元物質とフェリシアン化カリウムとの反応によって検出するフェリシアノイド（ferricyanoide）法によって牛乳類の加熱履歴を調べることが可能である。

準備する試料

□生乳，牛乳類

準備する試薬

□50mMフタル酸ナトリウム緩衝液（pH5.6）

□5%酢酸

□1%$K_3Fe(CN)_6$溶液

　〔調製法〕　ヘキサシアノ鉄（Ⅲ）酸カリウム（$K_3Fe(CN)_6$）1gを蒸留水に溶かして100mLとする。

□10%トリクロロ酢酸溶液

　〔調製法〕　10gのトリクロロ酢酸を溶解後，蒸留水で100mLとする。試薬は潮解性があるので，市販品100w/v%トリクロロ酢酸など（例えば，100w/v%トリクロロ酢酸溶液・生化学用・富士フィルム和光純薬製）を使用すると便利である。

□0.1%$FeCl_3$溶液

　〔調製法〕　塩化鉄（Ⅲ）無水0.1gを蒸留水で100mLとする。

□飽和尿素溶液

　〔調製法〕　108.0gの尿素に蒸留水を加え1Lとする。酢酸沈殿物を溶解する際には，⑨の反応に使う70℃のインキュベーター内に入れておくと以降の取り扱いがしやすい。

準備する器具

□50mL容スクリューキャップ付ファルコンチューブ　　□ボルテックスミキサー

□マイクロピペットとチップ　　　□ろ紙　　　□ウォーターバス

□遠心分離機　　　　　　　　　□分光光度計

操　　作

① 蒸留水15mLをスクリューキャプ付き50mL容ファルコンチューブに採取する

② 生乳または牛乳類15mLを添加する

③ 5%酢酸3mLを加えてボルテックスミキサーで攪拌する

④ 2000rpm，5分間遠心分離する

⑤ 沈殿物がまき上がらないように上清液を除去する

⑥ 15mLの蒸留水で沈殿物を3回洗浄する

⑦ 沈殿物に飽和尿素溶液3mLを加えて溶解する

　　　☞完全に溶解させること。飽和尿素にたんぱく質の沈殿を溶解する際に，超音波洗浄機などを使用すると溶解しやすい。

⑧ 蒸留水を加えて15mLとし，50mMフタル酸ナトリウム緩衝液（pH5.6）5mL，1% $K_3Fe(CN)_6$溶液5mLを加えてボルテックスミキサーで攪拌する

⑨ 70℃，20分間ウォーターバス内で加温し，加温後直ちに氷冷する

⑩ 10%トリクロロ酢酸溶液5mLを加えボルテックスミキサーで撹拌する

⑪ 2000rpm，5分遠心分離し，上清液をろ紙で濾過し，ろ液を採取する

⑫ 透明なろ液2mLに蒸留水2mL，0.1%FeCl₃溶液を400μL加えて，ボルテックスミキサーで撹拌する

⑬ 10分間放置後，610nmの吸光度を測定し，加熱条件と吸光度を比較する

☞乳製品試験法・注解（日本薬学会編）では，フェリシアン化カリウム（$K_4Fe(CN)_6$）相当量として還元物質量を示す方法が記載されているが，加熱履歴の比較だけであれば，吸光度だけでの比較で十分である。

4 生乳・牛乳類の加熱履歴：酵素キットを用いた簡易法

生乳に含まれる酵素は耐熱性が異なる。比較的耐熱性の高いペルオキシダーゼ（peroxidase）活性と耐熱性の低いアルカリフォスファターゼ（alkaline phosphatase）活性を比較することで生乳の加熱（殺菌）履歴を評価することができる。ここでは，市販の酵素活性測定キットを用いた簡易法を紹介する。

準備する試料

□生乳，牛乳類

準備する試薬

アルカリフォスファターゼ活性測定として「血液検査用アルカリ性フォスファターゼキット　Lタイプワコー ALP・J2（富士フィルム和光純薬製），ペルオキシダーゼ活性測定として「ペルオキシダーゼ用発色キットT（住友ベークライト製）」を例に測定方法の概要を示す。各種キットが市販されているので他のキットを用いた場合は，基本的にはキットに添付された取扱説明書に従って実施する。

準備する器具

□96穴マイクロプレート（アッセイ用）

□マイクロピペットとチップ

□1.5mL容エッペンドルフチューブ

操　作

アルカリフォスファターゼ活性測定

① 基質溶液50μLに緩衝液200μLの割合で必要量を混合し，ボルテックスミキサーで撹拌する

② 1.5mL容エッペンドルフチューブに250μLずつ分注する

③ 生乳または牛乳類を3μL添加する

④ 室温で5分間放置した後に黄色の色調を判定する

ペルオキシダーゼ活性測定

① 発色剤100に基質液を1の割合で混合し，96穴マイクロプレートに100μLずつ分注する

② 生乳または牛乳類10μLを添加する

☞吸光度を測定する場合，生乳や生乳の殺菌物を利用すると脂肪球膜の微粒子が吸光度測定を阻害することがある。その際は，1-ブタノールを500μL添加し，5000rpm，5分遠心分離して，上清の吸光度を測定する。アルカリフォスファターゼは膜酵素なので遠心分離して脂肪球等を除去した後に測定することは避ける。

❸ 室温で10分間放置し，停止液100μLを添加する

↓

❹ 各ウェルの黄色の強さを目視で判定する

両酵素を用いた試験結果の概要を表2-7に示した。

表2-7　酵素キットを用いた加熱温度評価の例

種類	加熱条件	Alp	Per
生乳	未殺菌	＋＋＋	＋＋＋
	63℃，30分	－	＋
	110℃，10分	－	－
市販品	UHT（130℃，2秒）	－	－
	LTLT（65℃，30分）	－	＋
	LTLT（66℃，30分）	－	＋

・Alp：アルカリフォスファターゼ（alkaline phosphatase）
・Per：ペルオキシダーゼ（peroxidase）

5．残留農薬および揮発性有機化合物（VOC）試験

　食品や飲料水中に含まれる微量有害化学物質である残留農薬や揮発性有機化合物などはガスクロマトグラフィー－質量分析法（gas chromatography-mass spectrometry；GC-MS）で分析を行う。ここでは，食品衛生問題解決の分析手段としてますます要求性が高まるGC-MS分析法を紹介する。1で穀類中ポジティブリスト制度対象57種残留農薬分析，2で水道水中23種揮発性有機化合物分析について説明する。

1 穀類中ポジティブリスト制度対象57種残留農薬 （GC-MS）

※ 目　的

　我が国の食料自給率はカロリーベースとして約40％であり，多くの食料を輸入に依存している。また，地球規模では食品の安全性を確保するためには食品規格基準の国際的な統一が必要である。この背景下，我が国では2006年に食品の残留農薬等に関するポジティブリスト制度が実施され，残留農薬等について食品の安全性を確保する施策がとられている。しかし，食品の残留農薬汚染の問題は後を絶たない。本項では下記にまとめた穀類中のポジティブリスト制度対象57種残留農薬について固相抽出法を中心とした迅速前処理とGC-MS（SIM）を用いた一斉分析法を説明する。

（1）メタミドホス，（2）アセフェート，（3）α-BHC，（4）ジメトエート，（5）テルブホス，（6）キントゼン，（7）ダイアジノン，（8）β-BHC，（9）テフルトリン，（10）γ-BHC，（11）ジメチピン，（12）ピリミカルブ，（13）δ-BHC，（14）ピリミホス-メチル，（15）カルバリル，（16）フェニトロチオン，（17）マラチオン，（18）クロルピリホス，（19）メトラクロール，（20）チオベンカルブ，（21）フェンチオン，（22-a）α-クロルフェンビンホス，（23）イソフェンホス，（22-b）β-クロルフェンビンホス，（24-a）α-トリアジメノール，（24-b）β-トリアジメノール，（25）メチダチオン，（26）チアベンダゾール，（27）α-エンドスルファン，（28）フルトラニル，（29）イマザリル，（30）p,p'-DDE，（31）フルシラゾール，（32）ミクロブタニル，（33）フルジオキソニル，（34）p,p'-DDD，（35）β-エンドスルファン，（36a）1-プロピコナゾール，（36b）2-プロピコナゾール，（37）硫酸エンドスルファン，（38）テブコナゾール，（39）ビフェントリン，（40）イプロジオン，（41）フェンプロパトリン，（42）メトキシクロール，（43）アセタミプリド，（44a）1-シハロトリン，（45）ピリプロキシフェン，（44b）2-シハロトリン，（46）アジンホス-メチル，（47）フェナリモル，（48a）1-ペルメトリン，（49）ビテルタノール，（48b）2-ペルメトリン，（50）ピリダベン，（51a）1-シフルトリン，（51b）2-シフルトリン，（51c）3-シフルトリン，（51d）4-シフルトリン，（52a）1-シペルメトリン，（52b）2-シペルメトリン，（53a）1-フルシトリネート，（52c）3-シペルメトリン，（52d）4-シペルメトリン，（53b）2-フルシトリネート，（54a）1-フルバリネート，（55a）1-フェンバレレート，（54b）2-フルバリネート，（55b）2-フェンバレレート，（56a）1-ジフェノコナゾール，（56b）2-ジフェノコナゾール，（57）デルタメトリン

準備する試薬

□57種農薬標準品（57種農薬混合標準液）：関東化学製農薬混合標準液32（ポジティブリスト制度GC-MS対象57種農薬，10mg/L），アセトン・ヘキサン溶液（1：1）などの市販品がある。

□アセトニトリル（残留農薬試験用）　　　　　□トルエン（残留農薬試験用）

□アセトン（残留農薬試験用）　　　　　　　　□ヘキサン（残留農薬試験用）

□無水硫酸ナトリウム（残留農薬試験用）　　　□塩化ナトリウム（残留農薬試験用）

□0.5M リン酸緩衝液（pH7.0）　　　　　　　□超純水

準備する器具・装置

□超純水製造装置　　□高速摩砕器　　□ろ過器　　□分液漏斗　　□振盪器　　□濃縮器

□抽出ミニカラム：逆相分配固相抽出カラム（C$_{18}$ミニカラム）や多相固相抽出カラム（グラファイトカーボンとNH$_2$積層ミニカラム）などの市販品がある。

□ガスクロマトグラフ-質量分析計

残留農薬の分析（穀類中の57種残留農薬の分析操作）

　残留農薬の分析方法は多く報告されている。一般に，残留農薬の迅速一斉試験法として，GPC/GCによる分別試験法（残留農薬迅速分析法研究班），GPC/GC-MSによる試験法（残留農薬迅速分析法研究班），CDFA（California Department of Food & Agriculture）法，FDA（Food & Drug Administration）法，GC-MSによる試験法（残留農薬迅速分析法研究班）が用いられる。また，農薬等ポジティブリスト制対応法として，GC-MSによる試験法（残留農薬等分析法検討会），LC-MS（LC-MS・MS）による試験法（A）（残留農薬等分析法検討会）およびLC-MS（LC-MS・MS）による試験法（B）（残留農薬等分析法検討会）などがある。

実験操作１：抽出

① 試料（穀類・雑穀類）10g に超純水 20mL を加えて15分間放置

② アセトニトリル 50mL を加えて3分間高速摩砕

③ 吸引ろ過

④ 再度，アセトニトリル 20mL を加えて同様に摩砕・ろ過

⑤ アセトニトリルで 100mL に定容

> **ワンポイントアドバイス**
>
> GC-MSによる残留農薬の分析は，極微量濃度の物質を検出しようとしている。したがって，ガラス器具の洗浄など分析の全ての段階において不純物による影響を受けないよう，実験操作に関わる水は全て超純水を使用するなど，特別な注意が必要である。

実験操作２：塩析

① アセトニトリル層 20mL 分取（分液漏斗）

② 塩化ナトリウム 10g，0.5M リン酸緩衝液（pH7.0）20mL を加えて5分間振とう

③ 静置後，アセトニトリル溶液を分取

実験操作３：精製（C_{18}ミニカラム使用）

① アセトニトリル溶液を負荷

② アセトニトリル 1mL でカラムを洗浄

☞ C_{18}ミニカラムは使用前にアセトニトリル 5mL で洗浄する。

実験操作４：濃縮

① アセトニトリル溶液に無水硫酸ナトリウムを加えて脱水，濃縮乾固

② トルエン／アセトニトリル（1：3）溶液 2mL に溶解

実験操作５：精製（グラファイトカーボン・NH_2積層ミニカラム使用）

① トルエン／アセトニトリル（1：3）溶液を負荷し，トルエン／アセトニトリル（1：3）20mL で溶出

② 濃縮乾固し，アセトン／ヘキサン（1：1）で 1mL に定容

☞ グラファイトカーボンとNH_2積層ミニカラムは使用前にトルエン／アセトニトリル（1：3）5mL で洗浄する。

☞ 濃縮乾固操作時に残留農薬の回収率が低下することが考えられる。常用のロータリーエバポレーターと合わせてクデルナ・ダニッシュ濃縮器を利用して回収率の改善を検討してみる。

分析（GC-MS）

検出方式：SIM

キャピラリーカラム：DB-5 MS　0.25mmID×30m×0.25μm

気化室温度：250℃

フローコントロール：スプリットレス

カラム温度：50℃（1min）→25℃/min→125℃　→10℃/min→
　　　　　　300℃（6.5min）

キャリアガス：ヘリウム 1.0mL/min

インターフェース温度：280℃

イオン源温度：250℃　　イオン化法：EI　　注入量：2μL

☞GC-MSの原理等はp.132を参照。

☞DB-5 MSと同等品を使用する。ENV-5 MSなどがある。

☞残留農薬の種類により回収率が異なる。各農薬の回収率をあらかじめ検討しておく。なお，本法は農薬等ポジティブリスト制対応残留農薬の迅速分析を目的としている。他にも分析法が多く報告されているのでそれらについても検討する。

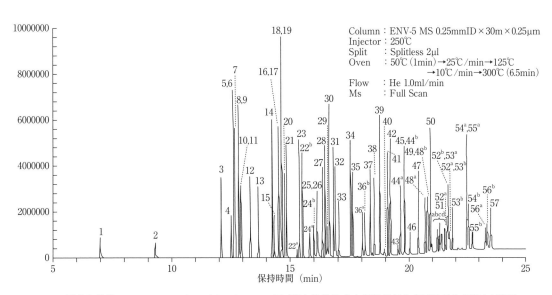

図2-7　57種残留農薬のGC-MSトータルイオンクロマト図（関東化学株式会社製残留農薬試験用農薬混合標準液32；ポジティブリスト制GC-MS対象57種混合Cat. No. 34031-96）

課題

（1）最近，雑穀類はその栄養学的興味から消費者の購買意欲が高い食品となっている。これらの雑穀類は，国産品はもちろん輸入品も多く販売されており，予期しない残留農薬汚染が懸念される。穀類や雑穀類中の残留農薬を分析してみよう。

（2）実験を通じて残留農薬等のポジティブリスト制度の内容を十分に理解しよう。

② 水道水中23種揮発性有機化合物（VOC）（HS-GC-MS）

❊ 目　的

　水道水中に発癌性物質であるトリハロメタンが検出される。トリハロメタンは水道原水中の有機物と殺菌塩素の反応により生成し，その濃度は，有機物濃度，殺菌塩素濃度，反応時間，反応温度に影響を受ける。また，ベンゼンは自動車排ガス中に検出され，トリクロロエチレン，テトラクロロエチレン，トルエンなどは工業用有機溶剤として多く利用されている。これらの揮発性有機化合物（volatile organic compounds：VOC）は直接的または間接的な環境汚染により飲用水を汚染する。ヒトはVOCに多量曝露すると健康を害する。

　平成16年4月，新たに「水道水質に関する基準」が施行され，有機化合物に関する水質基準についても大きく改定された。さらには分析法も新たな内容になり，トリハロメタン（クロロホルム，ブロモジクロロメタン，ジブロモクロロメタン，ブロモホルム）などのようなVOCはヘッドスペース-ガスクロマトグラフィー-質量分析法（head space-gas chromatography-mass spectrometry：HS-GC-MS）を用いた効率的な一斉分析法が採用されている。ここでは，下記にまとめた水道水中の23種VOCについて，HS-GC-MSによる一斉分析法を説明する。

🝋 準備する試薬

> （1）1,1-ジクロロエチレン，（2）ジクロロメタン，（3）トランス-1,2-ジクロロエチレン，（4）シス-1,2-ジクロロエチレン，（5）クロロホルム，（6）1,1,1-トリクロロエタン，（7）四塩化炭素，（8）ベンゼン，（9）1,2-ジクロロエタン，（10）トリクロロエチレン，（11）1,2-ジクロロプロパン，（12）ブロモジクロロメタン，（13）シス-1,3-ジクロロプロペン，（14）トルエン，（15）トランス-1,3-ジクロロプロペン，（16）1,1,2-トリクロロエタン，（17）テトラクロロエチレン，（18）ジブロモクロロメタン，（19）m,p-キシレン，（20）o-キシレン（スチレン），（21）ブロモホルム，（22）p-ブロモフルオロベンゼン，（23）1,4-ジクロロベンゼン

　□23種揮発性有機化合物（VOC）標準品：「関東化学製23種揮発性有機化合物（VOC）標準品」（23種VOC各化合物 1mg/mL inメチルアルコール）などの市販品がある。

　□メチルアルコール（残留農薬試験用）　　□塩化ナトリウム（残留農薬試験用）　　□超純水

🝋 準備する器具・装置

　□超純水製造装置

　□20mL バイアルびん（20mL），セプタム，ハンドクリッパー，デカピテーター

　□マイクロシリンジ（10μL）　　□ホールピペット（10mL）

　□ヘッドスペース-ガスクロマトグラフ-質量分析計

標準溶液および標準試料の作成

　23種揮発性有機化合物（VOC）標準品（VOC各化合物 1mg/mL）を図2-8の手順に従い，標準溶液（1000，250，50，25，5.0，1.0，0.5mg/L（ppm））を作成する。この各標準溶液 2μL を，あらかじめ超純水 10mL を正確に入れているバイアルびん（20mL）にそれぞれ加え，さらに塩化ナトリウム 3g を加えて密封後，溶解する。各バイアルびん中の23種VOC標準試料濃度は50，10，5.0，1.0，0.2および 0.1μg/L（ppb）である（図2-9）。

> ▷ ワンポイントアドバイス
>
> 本実験は使用するガラス器具，試料採取，実験操作など全ての段階で予期せぬVOC汚染を受けることが考えられる。精度の高い実験を行うためにはVOCによる汚染を受けないように常に注意する。

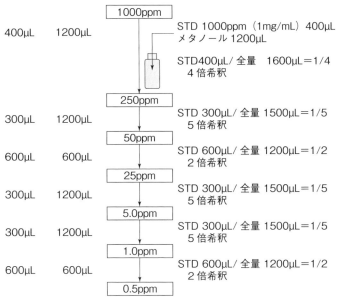

STD量　メタノール量　VOC濃度

図2-8　標準溶液　作成フローチャート

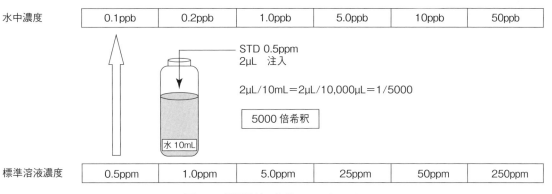

図2-9　標準試料　作成フローチャート

水道水中の23種揮発性有機化合物の分析

実験操作：採　水

❶ バイアルびん（20mL）に試料 10mL を正確に入れる

❷ メチルアルコール 2μL および塩化ナトリウム 3g を加え密封後，溶解

分析（HS-GC-MS）

・HS（例：Turbo Matrix 40）サンプル量 10mL，保温温度60℃，
保温時間 30min，サンプル注入時間 0.25min，シリンジ
温度100℃，トランスファー温度150℃，加圧時間 1min，
キャリアガス：ヘリウム（ヘッド圧 60kPa）

☞ 本実験は使用するガラス器具，試料採
取，実験操作など全ての段階で予期せぬ
VOC汚染を受けることが考えられる。
精度の高い実験を行うためにはVOCに
よる汚染を受けないように常に注意す
る。

- GC（例：GCMS-QP2010）気化室温度200℃，カラム：Rtx-624（0.32mm×60m×1.8μm），オーブン温度35℃（1min）→（10℃/min）→230℃（5min）
- MS（例：GCMS-QP2010）インターフェース温度230℃，イオン源温度200℃，SCAN（インターバル：0.5sec，スキャンレンジ：m/z 50～280），SIM（インターバル0.2sec）

表2-8　23種VOCの定性モニターイオンおよび定量ターゲットイオン（太字）

化合物名	モニターイオン	化合物名	モニターイオン
①1,1-ジクロロエチレン	**96**,61	⑬シス-1,3-ジクロロプロペン	**75**,110
②ジクロロメタン	**84**,86	⑭トルエン	**91**,92
③トランス-1,2-ジクロロエチレン	**96**,61	⑮トランス-1,3-ジクロロプロペン	**75**,110
④シス-1,2-ジクロロエチレン	**96**,61	⑯1,1,2-トリクロロエタン	**97**,83
⑤クロロホルム	**83**,85	⑰テトラクロロエチレン	**166**,164
⑥1,1,1-トリクロロエタン	**97**,99	⑱ジブロモクロロメタン	**129**,127
⑦四塩化炭素	**117**,119	⑲m,p-キシレン	**106**,91
⑧ベンゼン	**78**,77	⑳o-キシレン	**106**,91
⑨1,2-ジクロロエタン	**62**,64	⑳スチレン	**104**,103
⑩トリクロロエチレン	**130**,132	㉑ブロモホルム	**173**,171
⑪1,2-ジクロロプロパン	**63**,62	㉒p-ブロモフルオロベンゼン	**174**,176
⑫ブロモジクロロメタン	**83**,85	㉓1,4-ジクロロベンゼン	**146**,148

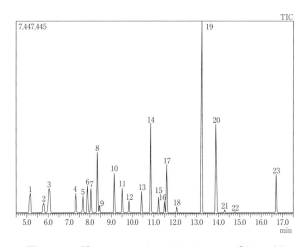

図2-10　23種VOCのトータルイオンクロマトグラムの例

課題

（1）水道水中のトリハロメタン濃度は原水中の有機物濃度，活性塩素量，両者の反応時間や水温などの条件によって増減する。各条件とトリハロメタン生成量との関係を検討しよう。

（2）トリハロメタンは沸騰により水中から除去することができる。どの程度の煮沸を行えば水中の各トリハロメタンが消失するか，検討しよう。

6. 遺伝子組換え食品の検査

1 遺伝子組換え食品の検査について

　バイオテクノロジー技術の進展にともない，私たちは害虫や除草剤，乾燥，ウイルスへの抵抗性・耐性を付与した食物や，高オレイン酸形質などの新たな形質を付与した食物を作出してきた。世界的にも遺伝子組換え農作物の栽培面積は年々増加しており，2018年現在，26か国で合計1億9,170万haに及び，日本においては食品や飼料として利用が進んでいる（農林水産省：世界の遺伝子組換え農作物栽培状況）。多くのメリットがある遺伝子組換え食品ではあるが，自然では交配しえない生物の遺伝子を組込ませていることから，ヒトの健康や生態系に影響がないように充分に考慮する必要がある。

　日本では遺伝子組換え食品等の安全性を確保するため，輸入・販売する際には安全性審査を受ける必要がある。安全・安心のためには，遺伝子組換え食品の表示および安全性未審査の遺伝子組換え食品の混入を監視するため，遺伝子組換え食品の検査も重要となる。遺伝子組換え食品の分析手法は，DNAを標的とするポリメラーゼ連鎖反応（PCR：Polymerase Chain Reaction）法やタンパク質を標的とするイムノクロマト法，ELISA法（Enzyme Linked Immno Solvent Assay）などがある。消費者庁次長通知（食品表示基準について：平成27年3月30日消食表第139号）の別添「安全性審査済みの遺伝子組換え食品の検査方法について」でも検査方法が紹介されている。

※目　的

　本実験では，遺伝子組換えトウモロコシを試料として，PCR法を用いた遺伝子組換え食品の検査方法について習得することを目的とする。

2 PCR法によるDNAの増幅分析の原理

　PCR法はDNAの上の任意の配列をin vitroで増幅する方法であり，分子生物学における基盤技術のひとつである。特定の遺伝子の検出のみならず，発現解析，遺伝子量の測定，また塩基配列解析など幅広い研究に応用されている。増幅は次のように進む。

① 熱変性（denaturing）
　95℃前後の熱をかけることで，2本鎖DNAの水素結合が切断し，1本鎖DNAに解離させる。
② プライマーの結合（annealing）
　50〜60℃に温度を下げることで，プライマーが相補的な塩基配列の部分に結合する。なお，プライマーの配列によって温度は異なる。
③ プライマーの伸長（extension）
　72℃に温度を上げ，DNAポリメラーゼを働かせることでプライマーを伸長させる。

　これで1サイクルが終了し，再び①に戻る。このサイクルを繰り返すことで，目的の遺伝子を1サイクルあたり2倍に増幅させることができる。nサイクル後には2^n倍になる。

　in vitroとは，語源的には「試験管内で」という意味で，人工的な環境下であることを指す。対語として，「生体内で」を意味するin vivoがある。

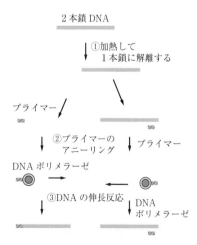

図2-11　PCR（polymerase chain reaction）法の原理
（DNAの複製は必ず5'から3'方向に進行する）

3 DNA抽出

　先述の「安全性審査済みの遺伝子組換え食品の検査方法について」には界面活性剤セチルトリメチルアンモニウムブロミド（CTAB）とフェノール/クロロホルム混合液を用いてDNAを抽出精製するCTAB法と，市販のDNA抽出キットを使用した方法が紹介されている。CTAB法は純度の高いDNAを得ることができるDNA抽出法であるが，フェノール，クロロホルムという有害試薬を用いることと煩雑な精製操作が必要という欠点がある。市販のDNA抽出キットを用いるとこれらの欠点を解消することができる。市販されているDNA抽出キットに用いられている抽出原理は様々であるが，いずれの方法を利用してもトウモロコシ，ダイズ等の穀粒からPCRに利用可能なDNAを抽出精製することができる。今回は，シリカゲル膜タイプキット（GM quicker4；ニッポン・ジーン）を用いた方法を記す。

準備する試料

□トウモロコシの穀粒の粉砕試料1g

準備する試薬

□GM quicker4（ニッポン・ジーン）

準備する器具・装置

□コニカルチューブ（50 mL）

□マイクロチューブ（1.5 mL）

□ボルテックスミキサー

□コニカルチューブ用遠心機

□マイクロチューブ用遠心機

□湯浴（65℃）

実験操作

① 50mLコニカルチューブに1.0gの破砕試料を秤量し，4mLのGE1Buffer，10μLのRNaseA，2μLのα-Amylaseおよび20μLのProteinase Kをそれぞれ添加する

② 壁面に付着した試料やBuffer をフラッシュ遠心によりチューブの底に集めた後，ボルテックスミキサーにてよく撹拌する（30秒間以上）

③ 30分間，65℃で加温し，10分間毎にボルテックスミキサーにて10秒間最高速で撹拌する

④ 400 μLのGE2-M Bufferを添加し，ボルテックスミキサーにてよく撹拌する

⑤ 遠心（≧4,000×g，10分間，4℃）する

⑥ 上清800 μLを新しい1.5 mLマイクロチューブに移す

⑦ 600μLのGB3 Bufferを添加し，10〜12回チューブを転倒させ，よく混和する

↓

⑧ 遠心（≧10,000×g，5分間，4℃）し，上清を可能な限り1.5mLマイクロチューブに回収する

↓

⑨ ⑧の上清をSpin Columnに700μL移し，遠心（≧10,000×g，1分間，4℃）し，ろ液は廃棄する

↓

⑩ ⑧の残りの上清全量をSpin Columnに移し，遠心（≧10,000×g，1分間，4℃）し，ろ液は廃棄する

↓

⑪ 600μLのGW BufferをSpin Columnに添加した後，遠心（≧10,000×g，1分間，4℃）し，ろ液は廃棄する

↓

⑫ Spin Columnを新しい1.5 mLマイクロチューブに移す

↓

⑬ 50μlのTE（pH8.0）をメンブレン中央に滴下した後，3分間室温で静置する

↓

⑭ 遠心（≧10,000×g，1分間，4℃）し，ろ液を回収する。これをDNA試料原液とする

4 PCRによる増幅

　ここでは「安全性未審査の組換えDNA技術応用食品の検査方法」（令和元年8月13日生食発0813第1号）に記載の，遺伝子組換えトウモロコシCBH351系統からの組換え遺伝子の検出方法を紹介する。検出対象とする組換え遺伝子ごとにPCRの条件は異なるので，必要に応じて先述の「安全性審査済みの遺伝子組換え食品の検査方法について」や「安全性未審査の組換えDNA技術応用食品の検査方法」などを参照するとよい。

　CBH351の検出は検出用プライマーを用いたPCRと，トウモロコシが共通して保有する遺伝子を検出対象としたプライマー（以下，陽性対照用プライマーとする）を用いたPCRの2試験を行い判定する。各プライマーの塩基配列は以下の通りである。

・CBH351 検出用プライマーセット

　　フォワードプライマー（CaM03-5'）：5'-CCT TCG CAA GAC CCT TCC TCT ATA-3'

　　リバースプライマー（CBH02-3'）：5'-GTA GCT GTC GGT GTA GTC CTC GT-3'

・陽性対照用のプライマーセット

　　フォワードプライマー（Zein n-5'）：5'-CCT ATA GCT TCC CTT CTT CC-3'

　　リバースプライマー（Zein n-3'）：5'-TGC TGT AAT AGG GCT GAT GA-3'

　PCRのブランク反応液として，プライマーを加えないもの，およびDNA試料液を加えないものについても同時に調製する。また，試料からDNAが抽出されていることの確認として，DNA試料液ごとに，CBH351検出用プライマーセットの代わりに陽性対照用プライマーセットを用い，同様にPCR増幅を行う。

準備する試薬

□反応液

〔調製法〕　PCR用チューブにPCR緩衝液，0.2mM dNTP，3mM 塩化マグネシウム，0.2μMフォワードおよびリバースプライマー，並びに0.625 units Taq DNAポリメラーゼを含む液に，10 ng/μLに調製したDNA試料液2.5 μL（DNAとして25 ng）を氷中で加え，全量を25 μLにする。

PCR緩衝液

PCR buffer Ⅱ（サーモフィッシャーサイエンティフィック社，塩化マグネシウムを含まないもの）又は同等の結果が得られるものを用いる。

Taq DNAポリメラーゼ

AmpliTaq Gold DNAポリメラーゼ（サーモフィッシャーサイエンティフィック社）又は同等の結果が得られるものを用いる。

準備する器具・装置

□PCR用チューブ　　　□サーマルサイクラー

増幅操作

PCR用チューブをサーマルサイクラーにセットし，以下の反応条件で増幅する。

1. 95℃　　10分間（DNAポリメラーゼの活性化）
2. 95℃　　30秒間（denaturing）
3. 60℃　　30秒間（annealing）　　}②～④を40サイクル繰り返す
4. 72℃　　30秒間（extension）
5. 72℃　　7分間（final extension）
6. 4℃　　∞

アガロース電気泳動による増幅産物の検出

　PCRが終了した試料は，アガロース電気泳動により増幅産物の確認を行う。電気泳動条件としては，3%アガロース，100V定電圧とする。ゲルローディング緩衝液に含まれるBPBがゲルの1/2〜2/3まで進んだところで電気泳動を終了する。

〔アガロースゲル作製法〕　必要量のアガロースを秤量し，TAE緩衝液を加える。加熱してアガロースを十分に溶解し，ゲルを50℃前後まで冷やした後に，核酸染色試薬を加えよく混合する。最後に，ゲルメーカーに流し込み，室温で十分に冷やし固めてゲルを作製する。核酸染色試薬にはエチジウムブロマイド（EtBr）が広く用いられているが，変異原性があるため，取り扱いには十分に気をつけること。なお，エチジウムブロマイドの代替となる安全性の高い核酸染色試薬も多く市販されている。

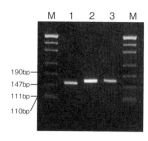

M：サイズマーカー
1：トウモロコシ共通遺伝子（157bp，陽性対象，トウモロコシ試料であれば全試料で検出）
2：検査試料：（170bp）
3：CBH351確認用プラスミド（171bp）

図2-12　アガロース電気泳動による増幅産物の検出
（ニッポン・ジーン社　製品カタログより）

7. 器具および容器・包装の有害化学物質溶出試験

食品と接触する「器具および容器・包装」は有害な物質を含有あるいは付着させてはならない。食品衛生法ではこれら容器などに起因する食品衛生上の危害を防止するため，有害物質に関する規格・基準を設定している。「器具および容器・包装」には，合成樹脂，ガラス，陶磁器，ホウロウ引きなどのさまざまな素材が使用され，それぞれに規格・基準がある。本項では「器具および容器・包装」の規格試験である，合成樹脂製容器のホルムアルデヒド溶出試験およびガラス・陶磁器・ホウロウ引き容器の鉛・カドミウム溶出試験を説明する。

1 合成樹脂製容器のホルムアルデヒド溶出試験 （アセチルアセトン法）

ホルムアルデヒドを製造原料とする合成樹脂（メラミン樹脂，フェノール樹脂，ユリア樹脂）は，未反応のモノマーが残留した場合や使用中にポリマーが加水分解した場合にホルムアルデヒドが溶出することがある。ホルムアルデヒドは特有の刺激臭のある無色の液体であり，細菌等を用いた試験で変異原性が認められ，ラットの吸入試験では鼻腔癌の発生が証明されている。また，ホルムアルデヒドは接着剤の中に防腐剤として使用されており，建材，家具などから揮散してシックハウス症候群や化学物質過敏症の主要原因物質と考えられている。

※ 目 的

食品衛生法における合成樹脂製器具・容器包装の個別規格として，メラミン樹脂，フェノール樹脂，ユリア樹脂およびこれら以外のホルムアルデヒドを製造原料とする合成樹脂について，ホルムアルデヒドの溶出試験が定められている。その規格値はアセチルアセトン法で陰性（検出せず：ホルムアルデヒド $4\mu g/mL$ 以下に相当する）である（平成18年3月31日；厚生労働省告示第201号）。ここでは，子ども向け食器など，広く利用されている合成樹脂製容器を対象に，ホルムアルデヒド溶出の規格試験を説明する。

準備する試薬

□ 0.5，1.0，2.0，4.0，6.0，8.0μg/mL ホルムアルデヒド（HCHO）標準溶液

〔調製法〕 4%（40,000μg/mL）ホルムアルデヒドを水で希釈して，それぞれの濃度のホルムアルデヒド標準溶液を作製する（用時調整）。

□ アセチルアセトン溶液

〔調製法〕 酢酸アンモニウム 150g を水に溶かし，酢酸 3mL およびアセチルアセトン 2mL を加え，さらに水を加えて 1000mL とする（用時調整）。

準備する器具・装置

□ ホットプレート □ ガラス棒 □ 温度計 □ 試験管 □ 試験管立 □ ガラスセル
□ ウォーターバス □ バーナー □ 三脚 □ 金網 □ 分光光度計
□ 三角フラスコ（300～1000mL） □ メスピペット（5，10mL）□ 撹拌器（Vortex）

溶出操作

検査容器の表面積 1cm^2 につき 2mL の割合の60℃温水を用い（一般には容器の上端から 5mm 程度下まで温水を満たす），ホットプレート上に置き，60℃に保ちながら30分間放置する。ガラス棒で温水を撹拌し，これを溶出試験溶液とする。

定性および定量操作（アセチルアセトン法）

① 試験管に蒸留水，試験溶液，0.5μg/mL，1.0μg/mL，2.0μg/mL，4.0μg/mL，6.0μg/mL，8.0μg/mL ホルムアルデヒド標準溶液をそれぞれ 5mL ずつ取る

② 各試験管にアセチルアセトン溶液 5mL を加え，撹拌器でよく混合する

③ 沸騰水浴中で10分間加熱した後，水道水の流水で冷却する

④ 試験溶液の呈色（黄色）を蒸留水（水対照）およびホルムアルデヒド標準溶液の呈色と比較する

ワンポイントアドバイス

撹拌器が手元にない時は，試験管の口部にパラフィルムを貼り付けて転倒撹拌すると便利である。

定性試験

目視で試験溶液の色が水対照液および 4μg/mL ホルムアルデヒド標準溶液より薄い場合は，「陰性」または「検出せず」と判定する。

定量試験

分光光度計を用いて，測定波長 415nm で各ホルムアルデヒド標準溶液の吸光度から検量線を作成する。対照液は蒸留水を同様に操作したものを用いる。同様に，試験溶液の吸光度を測定し，検量線から試験溶液中のホルムアルデヒド濃度を求める。

課題

国外・国内製の子ども向け合成樹脂食器が廉価ショップで販売されている。合成樹脂食器は破損しにくいため長年の使用で容器表面の傷口からホルムアルデヒドが溶出することがある。これらの容器を検査してみよう。また，合成樹脂製品に対しては「家庭用品品質表示法」「合成樹脂加工品品質規程」が適用されている。製造社（製造国名），合成樹脂の種類，耐熱（耐冷）温度，取扱い上の注意などの表示記載が不十分なものがないか調査をしてみよう。

2 ガラス・陶磁器・ホウロウ引き容器の鉛・カドミウム溶出試験（フレーム-原子吸光分析法）

　クリスタルガラスは酸化鉛がガラス全体の25%以上含まれ，光の透明度や屈折率が高くて美しいことから食器として利用されている。高級感を出すため酸化鉛の含有量をより多くするが，場合により鉛を溶出することがある。陶磁器はアルミニウムとケイ素の酸化物を主成分に，釉薬の皮膜をかけて彩色に顔料を用いて製造される。顔料には種々の重金属（カドミウム，鉄，鉛など）が使用されており，特に上絵付製品の焼成温度や時間が不足した場合，重金属を溶出することがある。ホウロウ製品は鉄を下地として，顔料を混合した釉薬を表面に塗り，800℃程度の温度で短時間焼き付けて製造する。衝撃により釉薬が剥離，さらに亀裂を生じると下地の鉄や顔料が溶出することがある。原材料や顔料に使用される鉛やカドミウムは有害重金属である。ヒトにおいて，鉛は胃腸管の平滑筋に作用し，消化管症状（食欲不振，腹部不快感）などを呈する。カドミウムによる主症状には腎機能障害があり，骨軟化症，骨粗鬆症を発症する。それぞれの製品について規格基準が遵守されていることを監視する必要がある。

※目　的

　グローバル化に伴い，食品に留まらず容器類に関しても輸出・入が盛んに行われている。これら容器の衛生学的安全性の国際標準化が求められている背景下，厚生労働省はガラス製，陶磁器製，ホウロウ引きの器具または容器包装から溶出する鉛およびカドミウムの溶出基準を改正した（平成20年厚生労働省告示第416号「食品，添加物の規格基準の一部改正について」）。ここでは，ガラス製，陶磁器製，ホウロウ引き容器を対象に鉛・カドミウムの溶出試験を説明する。なお，溶出基準を表2-9に示す。

> **ワンポイントアドバイス**
>
> 平成20年厚生労働省告示第416号では，新たな規格基準として「加熱調理用器具」が設定された。これは，概ね100℃を超えて調理を目的に使用される製品であり，100℃以下で使用される熱燗の徳利や茶碗蒸しのような食器は該当しない。

表2-9　ガラス製，陶磁器製，ホウロウ引き容器の鉛・カドミウムの溶出基準
◆ガラス製の器具又は容器包装

区分			鉛	カドミウム
液体を満たすことができない試料又は液体を満たしたときにその深さが2.5cm未満である試料			$8\mu g/cm^2$	$0.7\mu g/cm^2$
液体を満たしたときにその深さが2.5cm以上である試料	加熱調理用器具以外のもの	容量600mL未満	$1.5\mu g/mL$	$0.5\mu g/mL$
		容量600mL以上3L未満	$0.75\mu g/mL$	$0.25\mu g/mL$
		容量3L以上	$0.5\mu g/mL$	$0.25\mu g/mL$
	加熱調理用器具		$0.5\mu g/mL$	$0.05\mu g/mL$

（次頁につづく）

◆陶磁器製の器具又は容器包装

区分			鉛	カドミウム
液体を満たすことができない試料又は液体を満たしたときにその深さが2.5cm未満である試料			$8\mu g/cm^2$	$0.7\mu g/cm^2$
液体を満たしたときにその深さが2.5cm以上である試料	加熱調理用器具以外のもの	容量1.1L未満	$2\mu g/mL$	$0.5\mu g/mL$
		容量1.1L以上3L未満	$1\mu g/mL$	$0.25\mu g/mL$
		容量3L以上	$0.5\mu g/mL$	$0.25\mu g/mL$
	加熱調理用器具		$0.5\mu g/mL$	$0.05\mu g/mL$

◆ホウロウ引きの器具又は容器包装

区分			鉛	カドミウム
液体を満たすことができない試料又は液体を満たしたときにその深さが2.5cm未満である試料	加熱調理用器具以外のもの		$8\mu g/cm^2$	$0.7\mu g/cm^2$
	加熱調理用器具		$1\mu g/cm^2$	$0.5\mu g/cm^2$
液体を満たしたときにその深さが2.5cm以上である試料	容量が3L以上のもの		$1\mu g/cm^2$	$0.5\mu g/cm^2$
	容量が3L未満のもの	加熱調理用器具以外のもの	$0.8\mu g/mL$	$0.07\mu g/mL$
		加熱調理用器具	$0.4\mu g/mL$	$0.07\mu g/mL$

準備する試薬

□4%酢酸

　〔調製法〕酢酸（原子吸光分析用）を水で希釈して，4%酢酸水溶液を作製する。　☞水は超純水を使用するほうがよい。

□硝酸（精密分析用）

□鉛およびカドミウム標準溶液

　〔調製法〕鉛およびカドミウム100mg/L標準品（原子吸光分析用；0.1M硝酸溶液）を水に溶かし，各濃度の標準溶液を作製する。　☞標準品は市販の当該濃度試薬を使用すると便利である。

準備する器具・装置

□メスシリンダー（100〜1000mL）　　□ビーカー（100〜500mL）

□メスピペット（5，10mL）　　□メスフラスコ（100mL）

□オートピペッター（1mL）　　□ガラス棒

□フレーム-原子吸光光度計（空気-アセチレンガスを使用する）

溶出操作

　検査容器のサイズ（容量・深さ・面積）を測定する。検査容器に4%酢酸を満たし，24時間放置する。検査容器内の酢酸溶液をガラス棒で撹拌後に採取し，これを溶出試験溶液とする。

定量操作

① 試験溶液を原子吸光光度計のフレーム中に噴霧し，鉛（283.3nm）およびカドミウム（228.8nm）を各測定波長で吸光度を測定する

② 下記の検量線から試験溶液中の鉛とカドミウムの濃度を算出する

☞原子吸光光度計の原理等はp.135を参照。

検量線の作成

　鉛およびカドミウム標準溶液を段階的にメスフラスコに取り，それぞれに硝酸 1mL および水を加えて 1000mL とする。上記の定量操作と同様に操作して，鉛およびカドミウムの濃度と吸光度との関係から検量線を求める。

課題

　上絵具容器は焼成方法や焼成温度管理が不十分な場合，顔料成分の鉛やカドミウムが溶出することがある。また，鉛やカドミウムを混合している釉薬を使用している容器は取扱いに注意しなければならない。長期にわたって日常使用している種々の食器についても調査してみよう。

第3章　食品添加物試験

1. 保　存　料

　保存料は，食品中で微生物が増殖するのを防ぐ目的で使用されるもので，食品の腐敗を防いで保存性を高めたり，食中毒を予防したり，食糧資源の有効利用などの効果を有する。

　指定添加物の保存料には，酸性の食品中で有効な酸型保存料とpHに影響されない非解離型保存料とがある。酸型保存料には，安息香酸（とそのナトリウム塩）やソルビン酸（とそのカリウム塩），デヒドロ酢酸ナトリウム，プロピオン酸（とそのカルシウム塩およびナトリウム塩）などがあり，非解離型保存料にはパラオキシ安息香酸エステル類がある。

※ 目　的

　安息香酸，ソルビン酸，デヒドロ酢酸を水蒸気蒸留法により抽出するか，有機溶媒を用いた直接抽出法により抽出し，高速液体クロマトグラフィーまたはガスクロマトグラフィーにより定量する。

1 安息香酸，ソルビン酸，デヒドロ酢酸（高速液体クロマトグラフ法）

準備する試薬

□0.1M 水酸化ナトリウム（NaOH）水溶液

　〔調製法〕　水酸化ナトリウムを 0.4g はかり取り，蒸留水を加えて全量 100mL とする。

□安息香酸，ソルビン酸，デヒドロ酢酸標準原液（500μg/mL）

　〔調製法〕　安息香酸，ソルビン酸，デヒドロ酢酸をそれぞれ 50.0mg はかり取り，メタノールを加えて，それぞれ全量 100mL とする。

□安息香酸，ソルビン酸，デヒドロ酢酸混合標準溶液（20μg/mL）

　〔調製法〕　調製した安息香酸，ソルビン酸，デヒドロ酢酸標準原液をそれぞれ 4.0mL 取り，蒸留水を加えて全量 100mL とする。

□5mM クエン酸緩衝液（pH4.0）

　〔調製法〕　クエン酸一水和物 7.0g およびクエン酸三ナトリウム二水和物 6.0g を蒸留水に溶かして全量 1000mL とする。用時10倍希釈し，1.0μm のメンブランフィルターでろ過する。

□メタノールおよびアセトニトリル（高速液体クロマトグラフィー用）

□高速液体クロマトグラフィー用移動相

　〔調製法〕　メタノール：アセトニトリル：5mM クエン酸緩衝液（pH4.0）＝ 1：2：7

準備する器具・装置

□UV検出器付高速液体クロマトグラフ

　〔高速液体クロマトグラフィーの条件〕

　　カラム：ODS（4.0～6.0mm i.d. × 150～250mm）

　　移動相：メタノール：アセトニトリル：5mM クエン酸緩衝液（pH4.0）＝ 1：2：7

　　流　速：1.0mL/min　　検出器：UV検出器（230nm）

試験溶液の調製

① 試料 20.0g を 500mL の丸底フラスコに取り，これに15%酒石酸溶液 15mL，塩化ナトリウム 60g，蒸留水 150mL およびシリコン樹脂1滴を加える

② これを毎分約 10mL の留出速度で水蒸気蒸留を行い，留液を500mL 取る（図3-1）

③ 留液の 5mL を 0.45μm のメンブランフィルターでろ過し，試験溶液とする

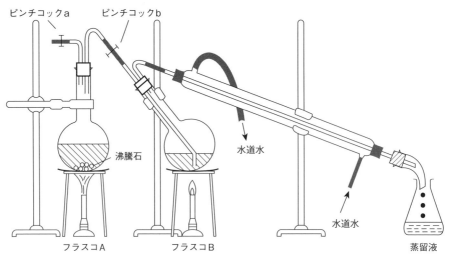

図3-1　水蒸気蒸留装置

試験操作

① 安息香酸，ソルビン酸，デヒドロ酢酸混合標準溶液（20μg/mL）および試験溶液をそれぞれ 20μL ずつ高速液体クロマトグラフに注入する。次にピーク面積（またはピーク高）から各保存料の含量を求める（図3-2）

☞高速液体クロマトグラフ法の原理等はp.133を参照。

② 検量線は，安息香酸，ソルビン酸，デヒドロ酢酸混合標準溶液（20μg/mL）を0，1.0，2.0，4.0，6.0，8.0および 10.0mL 取り，蒸留水で全量 10mL としたものを用いて作成する

③ 検量線から試験溶液中の各保存料濃度（μg/mL）を求め，試料 1kg 中の含有量（g/kg）を算出する

保存料の使用基準

　実験で求めた食品中の保存料含有量を使用基準の使用量と比較し，使用基準に適合しているか否かを判定する。

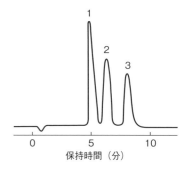

図3-2　保存料の高速液体クロマトグラム

1：安息香酸
2：ソルビン酸
3：デヒドロ酢酸

表3-1 保存料の使用基準

物質名	対象食品	使用量
安息香酸 安息香酸ナトリウム	キャビア	2.5g/kg 以下（安息香酸として）
	菓子の製造に用いる果実ペーストおよび果汁	1.0g/kg 以下（安息香酸として）
	マーガリン	
	清涼飲料水，シロップ，しょうゆ	0.60g/kg 以下（安息香酸として）
ソルビン酸 ソルビン酸カリウム	チーズ	3.0g/kg 以下（ソルビン酸として）
	うに，魚肉ねり製品，鯨肉製品，食肉製品	2.0g/kg 以下（ソルビン酸として）
	いかくん製品，たこくん製品	1.5g/kg 以下（ソルビン酸として）
	あん類，かす漬，こうじ漬，塩漬，しょう油漬，みそ漬，キャンデッドチェリー，魚介乾製品，ジャム，シロップ，たくあん漬，つくだ煮，煮豆，ニョッキ，フラワーペースト類，マーガリン，みそ，菓子の製造に用いる果実ペーストおよび果汁	1.0g/kg 以下（ソルビン酸として）
	ケチャップ，酢漬，スープ，たれ，つゆ，干しすもも	0.50g/kg 以下（ソルビン酸として）
	甘酒，はっ酵乳	0.30g/kg 以下（ソルビン酸として）
	果実酒，雑酒	0.20g/kg 以下（ソルビン酸として）
	乳酸菌飲料	0.050g/kg 以下（ソルビン酸として）
デヒドロ酢酸ナトリウム	チーズ，バター，マーガリン	0.50g/kg 以下（デヒドロ酢酸として）

2 安息香酸，ソルビン酸，デヒドロ酢酸 （ガスクロマトグラフ法）

準備する試薬

□ 安息香酸，ソルビン酸，デヒドロ酢酸混合標準原液（500μg/mL）

〔**調製法**〕安息香酸，ソルビン酸およびデヒドロ酢酸をそれぞれ 5mg はかり取り，メスフラスコに入れ，アセトンで 10mL とする。

□ 安息香酸，ソルビン酸，デヒドロ酢酸標準溶液（10μg/mL）

〔**調製法**〕安息香酸，ソルビン酸，デヒドロ酢酸混合標準原液 0.2mL にアセトンを加えて 10mL とする。

準備する器具・装置

□ FID検出器付ガスクロマトグラフ

〔ガスクロマトグラフィーの条件〕

カラム：ULBON HR-20M（0.25mm i.d. × 30m）

カラム温度：220℃	試料気化室温度：260℃
検出器温度：260℃	窒素ガス：75kPa
水素ガス：60kPa	空気：50kPa
検出器：FID	

☞ ガスクロマトグラフの原理等はp.131を参照。

試料溶液の調製

① ・液体試料の場合は，試料 10mL に 0.5M 硫酸 0.4mL を加えた後，塩化ナトリウムを飽和するまで加える

・固形試料の場合は，試料 1g に水 9mL を加え，0.5M 硫酸0.4mL を加えた後，塩化ナトリウムを飽和するまで加える

② 塩化ナトリウムで飽和した試料に，ジエチルエーテル 10mL を加え，5〜6分間振り混ぜた後，静置する

③ 水層（下層）を捨て，エーテル層に蒸留水 10mL を加えて再び振り混ぜて静置

④ エーテル層を試験管に移し，無水硫酸ナトリウムを加えて脱水

⑤ ろ過により無水硫酸ナトリウムを除去し，ろ液をエバポレーターにより減圧濃縮した後，アセトン 5mL を加えて試験溶液とする

⑥ 混合標準溶液（10μg/mL）または試験溶液をそれぞれ5μLずつガスクロマトグラフに注入し，ピーク面積（ピーク高）から各保存料の含量を求める（図3-3）

▶ **ワンポイントアドバイス**

抽出操作は，水層から保存料が完全に移行するよう，通常3回繰り返して行うのが望ましい。

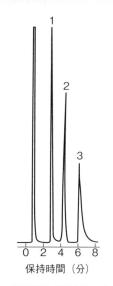

横軸：保持時間（分）

図3-3　保存料のガスクロマトグラム

1：ソルビン酸
2：デヒドロ酢酸
3：安息香酸

3 パラオキシ安息香酸エステル類（高速液体クロマトグラフ法）

準備する試薬

☐ パラオキシ安息香酸エステル標準原液（400μg/mL）

〔**調製法**〕パラオキシ安息香酸メチル，エチル，イソプロピル，プロピル，イソブチルおよびブチルエステルをそれぞれ 40.0mg はかり取り，60%メタノールに溶かしてそれぞれ全量 100.0mL とする。

☐ パラオキシ安息香酸エステル混合標準溶液（20μg/mL）

〔**調製法**〕調製したパラオキシ安息香酸エステル標準原液をそれぞれ 5.0mL 取り，60%メタノールを加えて全量 100mL とする。

☐ 5mM クエン酸緩衝液（pH4.0）

〔**調製法**〕クエン酸一水和物 7.0g およびクエン酸三ナトリウム二水和物 6.0g を蒸留水に溶かして全量 1000mL とする。用時10倍希釈し，1.0μm のメンブランフィルターでろ過する。

☐ メタノール（高速液体クロマトグラフィー用）

☐ 高速液体クロマトグラフィー用移動相（メタノール：5mMクエン酸緩衝液（pH4.0）= 6：4）

準備する器具・装置

☐ UV検出器付高速液体クロマトグラフ

〔**高速液体クロマトグラフィーの条件**〕
　　カラム：ODS（4.0〜6.0mm i.d. × 150〜250mm）　　カラム温度：40℃
　　移動相： i ）メタノール：5mM クエン酸緩衝液（pH4.0）= 6：4
　　　　　　ii ）メタノール：アセトントリル：5mMクエン酸緩衝液（pH4.0）= 1：2：7
　　流　速：1.0mL/min　　検出器：UV検出器（270nm）

試験溶液の調製

❶ 試料 20.0g を 500mL の丸底フラスコに取り，これに15%酒石酸溶液 15mL，塩化ナトリウム 60g，蒸留水 150mL，シリコン樹脂1滴を加える

↓

❷ これを毎分約10mLの留出速度で水蒸気蒸留を行い，留液を500.0mL 取る

↓

❸ 留液の 5mL を 0.45μm のメンブランフィルターでろ過し，試験溶液とする

試験操作

① パラオキシ安息香酸エステル混合標準溶液（20μg/mL）または試験溶液をそれぞれ 20μL ずつ高速液体クロマトグラフに注入する。次にピーク面積またはピーク高から各保存料の含量を求める（図3-4）

② 検量線は，パラオキシ安息香酸エステル混合標準溶液（20μg/mL）を0，1.0，2.0，4.0，6.0，8.0および 10.0mL 取り，蒸留水で全量 10mL としたものを用いて作成する

③ 検量線から試験溶液中の各保存料濃度（μg/mL）を求め，試料 1kg 中の含有量（g/kg）を算出する

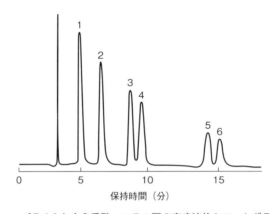

図3-4　パラオキシ安息香酸エステル類の高速液体クロマトグラム

1：パラオキシ安息香酸（PHBA）メチル　　2：PHBAエチル　　3：PHBAイソプロピル
4：PHBAプロピル　　5：PHBAイソブチル　　6：PHBAブチル

パラオキシ安息香酸類の使用基準

　実験で求めた食品中のパラオキシ安息香酸含有量を使用基準の使用量と比較し，使用基準に適合しているか否かを判定する。

表3-2　パラオキシ安息香酸類の使用基準

物質名	対象食品	使用量
パラオキシ安息香酸イソブチル　パラオキシ安息香酸イソプロピル　パラオキシ安息香酸エチル　パラオキシ安息香酸ブチル　パラオキシ安息香酸プロピル	しょう油	0.25g/L 以下（パラオキシ安息香酸として）
	果実ソース	0.20g/kg 以下（パラオキシ安息香酸として）
	酢	0.10g/L 以下（パラオキシ安息香酸として）
	清涼飲料水，シロップ	0.10g/kg 以下（パラオキシ安息香酸として）
	果実または野菜	0.012g/kg 以下（パラオキシ安息香酸として）

4 プロピオン酸（ガスクロマトグラフ法）

準備する試薬

□ **強酸性イオン交換樹脂**

〔調製法〕100〜200mesh のものを10%塩酸でH型とし，よく水洗する。

□ **プロピオン酸標準溶液（10mg/mL）**

〔調製法〕プロピオン酸 1000mg をはかり取り，水を加えて全量 100mL とする。

□ **クロトン酸内部標準溶液**

〔調製法〕クロトン酸をメタノールで 2 回再結晶した後，水で 1 回再結晶したものを，五酸化二リン（P_2O_5）を入れたデシケーターで 4 時間減圧乾燥。乾燥したクロトン酸 200mg を水に溶かして全量 100mL とする。

準備する器具・装置

□ **水蒸気蒸留装置**（冷却器の先端をのばし，500mL のメスフラスコの底部に達するようにしたもの）

□ **イオン交換樹脂カラム**（強酸性イオン交換樹脂を水とともに下部の脱脂綿を詰めたビュレット型ガラス管に流し入れ，10mm i.d. × 25〜30mm としたもの）

□ **水素炎イオン化検出器（FID）付ガスクロマトグラフ**

〔ガスクロマトグラフィーの条件〕

カラム：Chromosorb 101（3〜4 mm i.d. × 2〜3 m）　　カラム温度：160〜200℃

注入口温度：200〜240℃　　検出器温度：200〜250℃　　窒素ガス：75kPa　　検出器：FID

試験溶液の調製

① 水蒸気蒸留の受器として用いるメスフラスコに 1%水酸化ナトリウム水溶液 20mL を入れ，冷却器の先端を液面以下になるよう設置する

② 試料 50g を 1000mL の蒸留フラスコに入れ，蒸留水 200mL，塩化ナトリウム 80g，10%リン酸溶液 10mL およびシリコン樹脂 1 滴を加えた後，水蒸気蒸留を行う

③ 留液が 500mL に近づいたら蒸留をやめ，蒸留水を加えて全量 500mL とする

④ この留液の 25mL をナス型フラスコに取り，減圧で濃縮乾固し，残渣を蒸留水 1.0mL で溶解してイオン交換樹脂カラムに加える

⑤ 留出液は，あらかじめクロトン酸内部標準液 1.0mL を入れたメスフラスコに受け，ナス型フラスコを 1.0mL の蒸留水で洗浄し，洗液をカラムに加える

⑥ この操作を繰り返し，留出液を全量 10.0mL とし，試験溶液とする

プロピオン酸の使用基準

　実験で求めた食品中のプロピオン酸含有量を使用基準の使用量と比較し，使用基準との適否を判定する。

表3-3　プロピオン酸の使用基準

物質名	対象食品	使用量
プロピオン酸 プロピオン酸カルシウム プロピオン酸ナトリウム	チーズ	3.0g/kg 以下（プロピオン酸として）
	パン，洋菓子	2.5g/kg 以下（プロピオン酸として）

2. 防かび剤

　防かび剤は，長期間の輸送や貯蔵が必要になる輸入果実に使用されるもので，収穫後に散布あるいは運搬用容器に防かび剤を浸潤させた紙片を入れるなどの方法で用いられる。これにより，輸送中に発生するかびを防ぎ，外観や風味の悪化を防ぎ，衛生的な果物を供給することができる。

❋ 目　的

　　輸入果物およびその加工品中に含まれるオルトフェニルフェノール，ジフェニル，チアベンダゾールを酢酸エチルで抽出し，蛍光検出器付き高速液体クロマトグラフを用いて定量する。

1 オルトフェニルフェノール，ジフェニル，チアベンダゾール（高速液体クロマトグラフ法）

🫙 準備する試薬

□ 標準原液（100μg/mL）

　　〔調製法〕オルトフェニルフェノール，ジフェニルおよびチアベンダゾールをメスフラスコにそれぞれ 10mg ずつはかり取り，それぞれのメスフラスコにメタノール 5mL を加えて溶解した後，移動相を加えて全量 100mL とする。

□ 混合標準溶液（10μg/mL）

　　〔調製法〕オルトフェニルフェノール，ジフェニルおよびチアベンダゾールの標準原液を各 10mL 取って混合し，これに1-ブタノール 5mL および移動相を加え全量 100.0mL とする。

□ アセトニトリル（高速液体クロマトグラフィー用）

□ メタノール（高速液体クロマトグラフィー用）

🫙 準備する器具・装置

□ 高速液体クロマトグラフ（蛍光検出器付き）

　　〔高速液体クロマトグラフィーの条件〕
　　　カラム：ODS（4.0〜6.0mm i.d. × 150〜250mm）
　　　移動相：アセトニトリル：メタノール：水 = 40：25：35（これをリン酸でpH2.3〜2.5に調整）
　　　流　速：1.0mL/min
　　　検出器：蛍光検出器（励起波長 270nm，蛍光波長 330nm）

試験溶液の調製

① 試料 20.0g に酢酸ナトリウム 2g および無水硫酸ナトリウム 30g を加えた後，酢酸エチル 80mL を加えて 10分間ホモジナイズする

② ホモジネートは，遠心分離して酢酸エチル層を分取する

③ 残渣には，さらに酢酸エチルを加えて同様に操作し，得られた酢酸エチル層を先の酢酸エチル層と合わせ，これに 1-ブタノール 1mL を加えて40℃以下で減圧濃縮する

④ 残渣に移動相を加えて溶解し，全量 20mL とした後，0.45μm のメンブランフィルターでろ過し，試料溶液とする

試験操作

① 混合標準溶液（10μg/mL）または試験溶液をそれぞれ20μLずつ高速液体クロマトグラフのインジェクターから注入し，ピーク面積（ピーク高）から各保存料の含量を求める（図3-5）

② 検量線は，混合標準溶液（10μg/mL）を0，2.0，4.0，6.0，8.0および10.0mL取り，それぞれ移動相で全量10mLとしたものを用いて作成する

防かび剤の使用基準

実験で求めた食品中の防かび剤含有量を使用基準の使用量と比較し，使用基準に適合しているか否かを判定する。

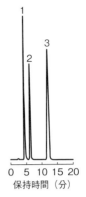

図3-5　防かび剤の高速液体クロマトグラム

1：チアベンダゾール
2：オルトフェニルフェノール
3：ジフェニル

表3-4　**防かび剤の使用基準**

物質名	対象食品	使用量
イマザリル	かんきつ類（みかんを除く）	0.0050g/kg 以下（残存量）
	バナナ	0.0020g/kg 以下（残存量）
オルトフェニルフェノール オルトフェニルフェノールナトリウム	かんきつ類	0.010g/kg 以下（オルトフェニルフェノールとしての残存量）
チアベンダゾール	かんきつ類	0.010g/kg 以下（残存量）
	バナナ	0.0030g/kg 以下（残存量）
	バナナ（果肉）	0.0004g/kg 以下（残存量）

3. 甘味料

　甘味料は，食品に甘味を補う目的で使用される食品添加物である。最近では，消費者の健康志向から低カロリーのものや虫歯になりにくいなど特徴をもった甘味料が種々開発され，使用されている。

☀目　的

　食品中の甘味料アセスルファムカリウム，アスパルテームおよびサッカリンを透析および前処理用カートリッジを用いて精製し，高速液体クロマトグラフィーにより定量する。

1 アセスルファムカリウム，アスパルテーム，サッカリン（高速液体クロマトグラフ法）

準備する試薬

☐アセスルファムカリウム標準原液（1000μg/mL）

　〔調製法〕アセスルファムカリウム 100.0mg をはかり取り，蒸留水に溶かして全量 100.0mL とする。

☐アスパルテーム標準原液（1000μg/mL）

　〔調製法〕アスパルテーム 100.0mg をはかり取り，蒸留水に溶かして全量 100.0mL とする。

☐サッカリン標準原液（サッカリンとして1000μg/mL）

　〔調製法〕120℃で4時間乾燥したサッカリンナトリウム 112.0mg を蒸留水に溶かして全量 100.0mL とする。

☐混合標準溶液（各甘味料100μg/mL）

　〔調製法〕アセスルファムカリウム標準原液，アスパルテーム標準原液およびサッカリン標準原液をそれぞれ 10.0mL 取り，蒸留水を加えて全量 100.0mL とする。

☐透析内液用溶液（10%塩化ナトリウム含有1%リン酸溶液）

　〔調製法〕塩化ナトリウム 100g および85%リン酸 11.8g を蒸留水に溶かして全量 1000mL とする。

☐透析外液用溶液（1%リン酸溶液）

　〔調製法〕85%リン酸 11.8g を蒸留水に溶かして全量 1000mL とする。

☐前処理用カートリッジカラム

・強陽イオン交換型カラム（強陽イオン交換樹脂 500mg を充てんしたもの。使用前にメタノール 5mL，次に蒸留水 5mL で洗浄）

・逆相系カラム（ODS 1000mg を充てん。使用前にメタノール 5mL，次に蒸留水 5mL で洗浄）

・強陰イオン交換型カラム（強陰イオン交換樹脂 500mg を充てんしたもの。使用前にメタノール 5mL，次に蒸留水 5mL で洗浄）

☐イオンペアー試薬

・0.1M 臭化テトラ-n-プロピルアンモニウム（TPA-Br）水溶液（TPA-Br 2.66g を蒸留水に溶かして，全量 100mL とする）

・10%水酸化テトラ-n-プロピルアンモニウム（TPA-OH）

☐メタノール（高速液体クロマトグラフィー用）　　☐高速液体クロマトグラフィー用移動相

　〔調製法〕0.01M TPA-OHを含有するメタノールと水を 2：8 の割合で混合し，リン酸でpH4.0に調整する。

準備する器具・装置

☐高速液体クロマトグラフ（UV検出器またはフォトダイオードアレイ検出器付き）

　〔条件〕カラム：ODS（粒径5μm，4.6mm i.d. × 150mm）　　カラム温度：40℃
　　　　　移動相：メタノール：水（2：8，0.01M TPA-OHを含有，pH4.0）
　　　　　流　速：1.0mL/min　検出器：UV検出器（210nm）またはフォトダイオードアレイ検出器（200～300nm）

試験溶液の調製

実験操作1：透析

1）半固形および固形試料

① 細切またはホモジナイズした試料 20.0g を透析用チューブに入れ，透析内液用溶液約 20mL を加えて混和後，チューブの端を密封する

② このチューブをあらかじめ透析外液用溶液約 150mL を入れた容器に投入した後，透析外液用溶液を加えて全量 200.0mL とし，ときどき揺り動かしながら室温で15〜48時間放置して透析する

③ 透析外液をよく振り混ぜ，試験液とする

2）液状試料

① 試料 20.0g を少量の透析内液用溶液で透析チューブに入れ，チューブの端を密封する

② 以下，半固形および固形試料と同様に操作して，試験液を調製する

実験操作2：カラムによる精製

1）アセスルファムカリウムおよびサッカリン

① 試験液 20.0mL を 25mL のメスフラスコに取り，0.1M TPA-Br 2mL を加え，蒸留水で全量 25.0mL とする

② その 5.0mL を逆相系カラムに3〜4mL/min の速度で負荷し，蒸留水 10mL を用いてカラムを洗浄した後，メタノール：蒸留水（4：6）10mL で溶出する

③ 溶出液全体を強陰イオン交換型カラムに3〜4mL/min の速度で負荷し，0.5％リン酸 5mL，次いで蒸留水 5mL を用いて洗浄する

④ 0.3mol/L 塩酸約 5mL を用いて3〜4mL/min の速度で溶出し，全量5mL とし，これを試験溶液として用いる

2）アスパルテーム

① 試験液 5.0mL を強陽イオン交換カラムに3〜4mL/min の速度で負荷する

② 蒸留水 10mL を用いてカラムを洗浄する

③ 15％塩化ナトリウムとメタノールの混合液約 5mL で3〜4mL/min の速度で溶出して全量を 5.0mL とし，試験溶液とする

試験操作

① 混合標準溶液あるいは各種試験溶液 20μL を高速液体クロマトグラフに注入し，ピーク面積からアセスルファムカリウム，サッカリンおよびアスパルテームの含有量を求める（図3-6）

② 検量線は，混合標準溶液0.2，0.5，1.0，5.0および 8.0mL を取り，それぞれに蒸留水を加えて 10.0mL としたものを用いて同様に行い，検量線を作成する

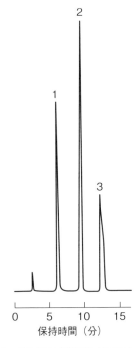

図3-6　甘味料の高速液体クロマトグラム
1：アセスルファムカリウム
2：サッカリン　　3：アスパルテーム

甘味料の使用基準

実験で求めた食品中の甘味料含有量を使用基準の使用量と比較し，使用基準に適合しているか否かを判定する。

表3-5　甘味料の使用基準

物質名	対象食品	使用量
アセスルファムカリウム	あん類，菓子，生菓子	2.5g/kg 以下
	チューインガム	5.0g/kg 以下
	アイスクリーム類，ジャム類，たれ，漬け物，氷菓，フラワーペースト	1.0g/kg 以下
	果実酒，雑酒，清涼飲料水，乳飲料，乳酸菌飲料，はっ酵乳，	0.50g/kg 以下
	砂糖代替食品	15g/kg 以下
	その他の食品	0.35g/kg 以下
	特別用途食品の許可を受けたもの	許可量
	栄養機能食品（錠剤）	6.0g/kg 以下
サッカリン	チューインガム	0.050g/kg 以下（サッカリンとして）
サッカリンナトリウム	こうじ漬，酢漬，たくあん漬	2.0g/kg 未満（サッカリンナトリウムとしての残存量）
	粉末清涼飲料	1.5g/kg 未満（サッカリンナトリウムとしての残存量）
	かす漬，みそ漬，しょう油漬，魚介加工品	1.2g/kg 未満（サッカリンナトリウムとしての残存量）
	海藻加工品，しょう油，つくだ煮，煮豆	0.50g/kg 未満（サッカリンナトリウムとしての残存量）
	魚肉ねり製品，シロップ，酢，清涼飲料水，ソース，乳飲料，乳酸菌飲料，氷菓	0.30g/kg 未満（サッカリンナトリウムとしての残存量）
	アイスクリーム類，あん類，ジャム，漬物，はっ酵乳，フラワーペースト類，みそ	0.20g/kg 未満（サッカリンナトリウムとしての残存量）
	菓子	0.10g/kg 未満（サッカリンナトリウムとしての残存量）
	上記食品以外の食品および魚介加工品の缶詰または瓶詰	0.20g/kg 未満（サッカリンナトリウムとしての残存量）
	特別用途食品の許可を受けたもの	許可量
スクラロース	菓子，生菓子	1.8g/kg 以下
	チューインガム	2.6g/kg 以下
	ジャム	1.0g/kg 以下
	清酒，合成清酒，果実酒，雑酒，清涼飲料水，乳飲料，乳酸菌飲料	0.40g/kg 以下
	砂糖代替食品	12g/kg 以下
	その他の食品	0.58g/kg 以下
	特別用途食品の許可を受けたもの	許可量

4. 発 色 剤

1 亜硝酸ナトリウム（吸光光度法）

亜硝酸ナトリウムは食肉製品や魚肉ハム・ソーセージ，たらこ等の鮮やかな赤い色調を保つために使用され，筋肉中に含まれるミオグロビンのような有色色素と結合することによって安定した化合物となる。亜硝酸ナトリウムの検出には，試料を熱水抽出して沈殿ろ過した溶液と発色試薬を反応させ，分光光度計を用いて定量する。

※ 目　的

食肉製品，魚肉製品，たらこ等に含まれる亜硝酸ナトリウムを定量することで，食品中に実際に含まれる発色剤の含有量を調べ，その使用基準と比較検討を行う。

準備する試料

□ 発色剤（亜硝酸ナトリウムを含んだハム，魚肉ソーセージ，ウインナーなど）

準備する試薬

□ 10%アンモニア水　　□ 10%塩酸溶液

□ 0.5M 水酸化ナトリウム水溶液

〔調製法〕　水酸化ナトリウム 2g をはかり取り，蒸留水を加えて全量を 100mL とする。

□ 12%硫酸亜鉛・7 水和物水溶液

〔調製法〕　硫酸亜鉛・7 水和物 6g をはかり取り，蒸留水を加えて全量を 50mL とする。

□ 10%酢酸アンモニウム緩衝液

〔調製法〕　酢酸アンモニウム 10g をはかり取り，蒸留水 70 mL 程度を加えてよく溶解し，10%アンモニア水によりpHを9に調整後，再び蒸留水を加えて全量を 100mL とする。

□ スルファニルアミド溶液

〔調製法〕　スルファニルアミド 0.5g をはかり取り，10%塩酸を加えて全量を 50mL とする。

□ ナフチルエチレンジアミン溶液

〔調製法〕　N-(1-ナフチル)エチレンジアミン二塩酸塩 0.06g をはかり取り，蒸留水を加えて全量を 50mL とする。

□ 亜硝酸性窒素標準溶液

〔調製法〕　亜硝酸ナトリウム 0.493g に蒸留水を加えて 1000mL にした後，2 段階で1000倍に希釈したもの（まず10mL に蒸留水を加えて 100mL とし，さらにその 1mL に蒸留水を加えて 100mL とする）を標準液とする。この標準液 1mL が 0.1μg の亜硝酸性窒素（0.3286μg 亜硝酸根：NO_2）を含む。

準備する器具・装置

□ 乳鉢と乳棒　　□ 三角フラスコ　　□ 試験管　　□ 温浴　　□ 重り（ダイバーリング）

□ スタンド　　□ メスフラスコ　　□ ビーカー　　□ 分光光度計　　□ ろ紙

表3-6　亜硝酸ナトリウムの使用基準

対 象 食 品	使 用 量
食肉製品，鯨肉ベーコン	0.070g/kg以下（亜硝酸根としての残存量）
魚肉ソーセージ，魚肉ハム	0.050g/kg以下（亜硝酸根としての残存量）
いくら，すじこ，たらこ	0.005g/kg以下（亜硝酸根としての残存量）

試験溶液の調製

① 試料を適量（5g 程度）はかり取り，できるだけ細かく刻む

② 各試料を乳鉢に入れて粒がなくなるまでよく練る

③ 沸騰させた熱水を 15mL 加え，内容物を 100mL の三角フラスコへ移す

④ 熱水でさらに洗い流したものを，フラスコの目盛りで合計 70mL 程度にする

⑤ 0.5M 水酸化ナトリウム水溶液 5mL を加え，よく混ぜる

⑥ 12%硫酸亜鉛・7水和物水溶液 5mL を加え，よく混ぜる

⑦ アルミ箔で蓋をして，70-80℃の温浴中に重り（ダイバーリング）を乗せたまま約20分間加温する

⑧ フラスコを冷却する

⑨ 10%酢酸アンモニウム緩衝液（pH9）10mL を加える

⑩ 蒸留水で全量を 100mL に調製し，よく混ぜる

⑪ 10分間室温にて放置後，ろ過用ろ紙を使ってスタンドに立てたビーカーに集める

▶ ワンポイントアドバイス

吸光度は時間の経過によって変化する場合があるため，測定の際の時間差に留意すること。なるべく手早く測定を行うよう心がける。

☞ 時々振りながら重りを乗せて20分間加温すること。

☞ ろ液はすべて回収しなくても必要量以上回収できれば実験は進められる。

定量操作

① 試験溶液および標準溶液各 10mL を試験管に取り，スルファニルアミド溶液各 1mL を加えてよく混合する

② さらにナフチルエチレンジアミン溶液各 1mL を加え，よく混合する

③ 室温で20分間静置する

④ 波長 540nm の吸光度を分光光度計で測定する

☞ 試料液と標準液の両方にブランクが必要となる。

☞ ナフチルエチレンジアミン溶液を加えたときに発色が始まるので，タイミングを調整できる。

☞ 発色反応は，試験溶液および標準溶液とそのブランクをそれぞれペアにして，正確に20分間静置する。

試料ブランクの調製法：試験溶液 10mL に蒸留水 1mL を加え，さらにスルファニルアミド溶液 1mL を加えてよく混合し，室温で20分間静置する。

標準ブランクの調製法：蒸留水 10mL にナフチルエチレンジアミン溶液 1mL を加え，さらにスルファニルアミド溶液 1mL を加えてよく混合し，室温で20分間静置する。

計　算

波長 540nm における標準液の吸光度（As）と，試料の吸光度（An）から亜硝酸根量は以下の式によって求められる。ただし，試料および標準液の吸光度はそれぞれのブランク（Anb と Asb）を対照にして求める必要がある。

$$亜硝酸根（濃度）（mg/kg）= \frac{An-Anb}{As-Asb} \times \frac{100}{10} \times \frac{1}{W} \times 3.286$$

　　W：試料（g）

分光光度計で物質濃度が求められるのはなぜ？

　分子内にある不飽和結合などの官能基が特有の吸収スペクトルをもち，その物質濃度に応じた吸収強度を示すことから，紫外や可視光による最大吸光波長の吸光度を測定することによって，未知の溶液に溶けている溶質濃度を求めることができる。一般に，吸光度は溶液濃度が一定であれば溶液層の長さに比例し（ランベルトの法則），光路の長さが一定であれば溶液濃度に比例する（ベールの法則）。そこで，入射光強度をI_o，透過光強度をIとすると，定数kを使って吸光度A（absorbance）は次の式で表される。

$$A = \log_{10}(I_o/I) = kCL \quad (Cは溶液濃度，Lは光路長)$$

つまり，物質の吸光度を測定する場合に同じセルを使えば，吸光度は溶液濃度に比例することになる。

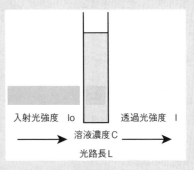

図3-7　吸光度と溶液濃度

亜硝酸ナトリウムがあるとピンク色になるのはなぜ？

　スルファニルアミドに亜硝酸ナトリウムと塩酸を作用させると，無色のジアゾニウム塩が生じるが，これにナフチルエチレンジアミンを加えてカップリング反応させると，ピンク色のアゾ色素が生じるためである。アゾ色素の濃度は540nm での吸光度の測定によって求めることができるが，実際は亜硝酸イオン（亜硝酸根）の濃度を間接的に測定している。

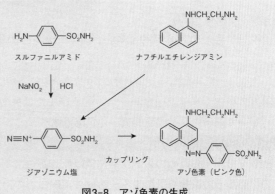

図3-8　アゾ色素の生成

課　題

（1）準備した食品中に含まれる亜硝酸の量を計算し，使用基準と照らし合わせてみよう。

（2）日本人の亜硝酸塩（亜硝酸イオンとして）の一日摂取許容量（ADI）は 3mg/50kg/日（0.06mg/kg体重/日）である。今回測定した食品中に含まれる亜硝酸塩がADIの何パーセントにあたるかを調べてみよう。

5. 着 色 料

1 酸性タール色素（PPC法・TLC法）

　酸性タール色素は鮮やかな色を出し，しかも退色しにくい代表的な合成着色料である。酸性タール色素は酸性中で毛糸を染色することから，これを濃縮して得られる色素抽出溶液を薄層クロマトグラフィー（TLC法）またはペーパークロマトグラフィー（PPC法）によって分離する。

※ 目　的

　　食品由来の色素抽出液をクロマトグラフィーで展開し得られるスポット位置から，含有の酸性タール色素の種類を同定する。ここでは，PPC法あるいはTLC法を用いて行う。

準備する試料

　□酸性タール色素を含んだ食品（福神漬，たくあん，メロンシロップなど）

準備する試薬

　□１％アンモニア水　　　□５％酢酸溶液　　　□0.1%標準色素溶液（各酸性タール色素を作成）
　□展開溶媒：n-ブタノール・エタノール・１％アンモニア水（６：２：３）またはアセトン・イソアミ
　　　　　　　ルアルコール・蒸留水（６：５：３）　　※使用前によく混合しておく。

準備する器具・装置

　□脱脂羊毛：100%羊毛の毛糸を石油エーテルに30分間以上浸潤洗浄させた後，これを風乾させたも
　　　　　　　のを準備する。
　　　　　　　※石油エーテルは極めて引火性が高く，吸入すると有害なため取り扱いには注意する。

　□ガスバーナー　　□金網　　□ろ紙または薄層板（セルロースプレート）
　□ビーカー　　　　□毛細管　□展開槽　　□ドライヤー

Rf値の求め方

　Rf値を計算するためのスポット位置は原点からスポットの中心までの距離を計測する。溶媒の前線までの距離を忘れずに計測すること。Rf値は物質固有の値である。

$$\text{Rf値} = \frac{b}{a}$$

　　Rf：rate of flow，移動率
　　a：原点から溶媒（展開液）前線までの距離
　　b：原点から分離した各色素斑の中心までの距離

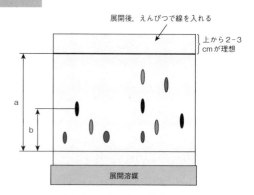

図3-9　Rf値計算のための計測

毛色による抽出

① 適量の試料（5～20g 程度）をできるだけ細かく刻み，100mL ビーカーに入れ，蒸留水を 15mL 加える　☞ 着色の強さに応じて 5～20g の範囲で適宜調整を行う。

↓

② 5%酢酸溶液でpHを3～4に合わせる　☞ 試料サンプルのpH合わせに注意すること。

↓

③ 脱脂羊毛 0.5g を入れる

↓

④ 突沸に注意しながら，湯浴またはガスバーナーの弱火で沸騰させる（沸騰してから数分間保つ）　☞ 脱脂綿が入っている試料の煮沸時の突沸に注意すること。乾固させてはいけない。

↓

⑤ 水道水で脱脂羊毛を洗い，よくしぼり，50mL ビーカーに入れる

色素の分離

① 1%アンモニア水 20mL を入れる

↓

② 突沸に注意しながら，湯浴またはガスバーナーの弱火で沸騰させる（沸騰してから数分間保つ）

↓

③ 脱脂羊毛を取り出し捨てて，ガスバーナーで色素液を十分に濃縮させる　☞ 濃縮作業により十分な濃度が得られた時点で火を止める。乾固させてはいけない。

↓

④ 本溶液を試験溶液とする

↓

⑤ クロマトグラフの下側約1.5cm のところに線を引き，1cm程度の間隔でスポットする（これが各色素の原点となる）

↓

⑥ 展開槽中で展開する

↓

⑦ 溶媒前線が上から2～3cm になったら取り出してドライヤーで乾燥させる（前線は乾く前に必ず鉛筆などでラインを引いておくこと）

↓

⑧ 各試料溶液のスポットのRf値を計算して，標準色素の各値と色調を比較し，試料に含まれていた酸性タール色素を同定する

ワンポイントアドバイス

毛細管を使ったスポッティング法
最初に鉛筆で点を打ち，そこに毛細管を用いてなるべく小さくスポットする。ドライヤーで乾かしながら同じ点上に繰り返しスポットするとよい。

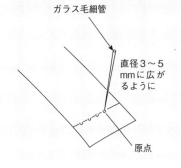

表3-7　主な酸性タール色素の1日摂取許容量（ADI）および用途

色素名	ADI （mg/day/kg）	用途
食用赤色2号	0.5	イチゴシロップ，ゼリー，清涼飲料水など
食用赤色3号	0.1	生菓子，焼菓子，かまぼこなど
食用赤色40号	7	清涼飲料水，冷菓，ジャム，キャンデーなど
食用赤色102号	4	ケーキ，ジャム，ゼリー，漬物など
食用赤色104号	–	ソーセージ，かまぼこ，焼菓子
食用赤色105号	–	ソーセージ，かまぼこ，和洋菓子など
食用赤色106号	–	キャンデー，ゼリー，紅しょうが，漬物など
食用黄色4号	7.5	清涼飲料水，冷菓，ゼリー，漬物など
食用黄色5号	2.5	清涼飲料水，冷菓，ゼリー，漬物など
食用緑色3号	25	清涼飲料水，和菓子など
食用青色1号	12.5	清涼飲料水，冷菓，ゼリー，漬物など
食用青色2号	5	冷菓，焼菓子，和菓子など

　酸性タール色素が毛糸で抽出される理由は，色素に含まれるスルホン酸基（$-SO_3H$）やカルボキシル基（$-COOH$）が酸性下で陰イオンとなり，たんぱく質でできた毛糸中に含まれるアミノ基（$-NH_3^+$）とイオン結合するためである。

$$W\text{-}NH_2 + HO_3S\text{-}D \rightarrow W\text{-}NH_3O_3S\text{-}D$$
$$W：羊毛　　D：色素$$

📖 クロマトグラフィーで色素が展開されるのはなぜ？

　クロマトグラフィーは固定相の一端から移動相とともに多くの成分を含んだ試料を移動させ，各成分の固定相に対する吸着性や分配の違いによる移動速度で各成分を分離する方法である。得られたスポットのRf値を標準スポットのRf値と比較することで，試料に含まれていた各成分を同定できる。

　ペーパークロマトグラフィー（PPC法）はろ紙を固定相にしたもので，吸着クロマトグラフィーの一つである。細長いろ紙の一端に色素混合物をスポットし，展開溶媒に浸すと溶媒がろ紙の中を進んでいくにつれ，色素とろ紙との吸着度合いの違いに応じて，スポットとして分離される。

　薄層クロマトグラフィー（TLC法）は固定相をろ紙の代わりにセルロースなどの吸着剤粉末を塗布した平面板を用いる。吸着クロマトグラフィーの一つ。ペーパークロマトグラフィーと同じ要領で扱える。

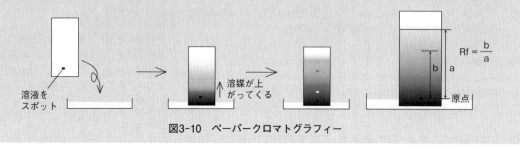

図3-10　ペーパークロマトグラフィー

🔺 課　題

（1）展開後の色素の様子を，スケッチして記録しよう。

（2）食品中の酸性タール色素のRf値を求め，標準色素の各Rf値と比較してみよう。単一の色であっても複数のスポットに分離されることもある。

（3）酸性タール色素の1日摂取許容量（ADI）を調べ，安全性を考えてみよう。

第4章　微生物試験

1. 微生物検査の基本操作

　私たちの身の回りには無数ともいわれるさまざまな微生物が生息している。微生物の中には食品を腐敗させたり，食中毒や感染症を引き起こしたりする病原菌も少なくない。このような食品の劣化ならびに微生物による危害を防止することが食品衛生上の大きな目的といえる。

　実験操作にあたっては，目的とする微生物を正確に測定するために，外からの汚染菌混入を防止する無菌操作に十分注意しなければならない。微生物検査の基本操作として，微生物検査の代表的な器具，滅菌法，細菌の染色および顕微鏡観察を学習する。

1 微生物検査に必要な器具

　微生物検査に必要な器具は，試験管，ビーカーなどの一般的な実験器具と，白金耳，ダーラム管，シリコ栓など微生物実験に特有な器具・器材がある。信頼のおける実験を行うには，使用する器具・機材は清浄なものを使用しなければならない。

ガラス器具類

　微生物検査に使用する頻度の高いものは以下の通りである。

試験管（大・中・小試験管，weinberg管）

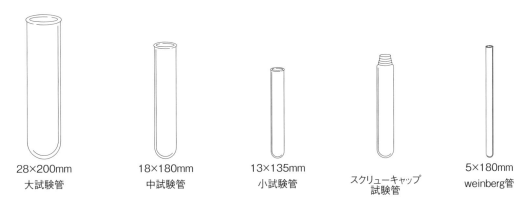

| 28×200mm | 18×180mm | 13×135mm | スクリューキャップ | 5×180mm |
| 大試験管 | 中試験管 | 小試験管 | 試験管 | weinberg管 |

図4-1　微生物検査に使用する試験管

ペトリ皿（シャーレ）

　深型（90×20mm）は混釈培養に，浅型（90×15mm）は表面塗抹に用いる。最近では滅菌済みのプラスチック製のものも市販され，広く用いられている。

希釈びん

　滅菌水または滅菌生理食塩水・滅菌リン酸緩衝生理食塩水9mL，25mL をガラス製あるいはポリエチレン製容器に入れて使用する。

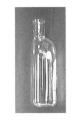

図4-2　ルー型培養びん

ルー型培養びん（図4-2）

　びんの片面が平坦であり，芽胞菌を調製するのに便利である。

ピペット

　試料採取にあたっては先口が広くなっているものが便利である。メスピペットには中間目盛と先端目盛のものがあるので，用途に応じて使い分ける。また，菌液を使用する際は安全性を確保する上から，安全ピペッターかマイクロピペットを使用する。その他用途に応じてトランスファーピペット，パスツールピペット，駒込ピペットを用いる。

コンラージ棒（図4-3）

　直径 2mm のガラス棒の先端がT・L字または三角形になっている金属・ガラス・プラスチック製のものがある。寒天平板培地に試料液や菌液を塗抹する際に利用する。セルスプレッダーともいう。

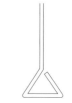

図4-3　コンラージ棒

ダーラム管（長さ 20mm，幅 5mm）

　糖の分解によるガス産生の有無を判定する。特に大腸菌群検査公定法に用いられている。

キューネ発酵管（アインホルン発酵管）（図4-4）

　ダーラム管と同様，糖からのガス産生量を定量的に判定する。

その他

　三角フラスコ・メスシリンダー・ビーカー

ガラス以外の器具

白金耳，白金線，白金鈎

　培地上の菌の移植時に使用するものである。繰り返し火炎滅菌を行うので，酸化されにくい白金が使用されるが，高価なので一般には電熱用ニクロム線が用いられる。特に鉄分の含まれていない１等級または２等級のものがよい。

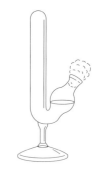

図4-4　キューネ発酵管

誘導板・塗抹針

　牛乳等の総菌数の算定時に用いられる。

微生物機器

　電子天秤・上皿天秤，培地および器具の滅菌用として乾熱滅菌器，高圧蒸気滅菌器（オートクレーブ）や間欠滅菌器（コッホ釜），孵卵器（インキュベーター），クリーンベンチ，ストマッカー，無菌箱，乾燥器がある。

2 滅菌法および消毒法

微生物実験を正確に行うためには，事前に滅菌された器具，培地等を使用しなければならない。滅菌はすべての微生物を死滅，除去させ，消毒は感染性をなくすことである。一般的には非病原微生物の残存はやむを得ず許容しても病原微生物は完全に殺滅除去すべきである。

物理的滅菌法

加熱滅菌

火炎滅菌：白金耳，白金線，試験管の口，フラスコの口をブンゼンバーナーの炎の中に数秒間かざして滅菌する方法で，無菌操作の上で欠かすことのできないものである。特に白金耳等は，操作前は酸化炎（外炎）で全体が真っ赤になるまで加熱滅菌するが，菌を扱った後（釣菌後）は還元炎（内炎）で先端を焼いた後，酸化炎で全体を焼くようにするとよい（図4-5，4-6）。

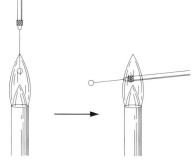

図4-5　白金耳の火炎滅菌

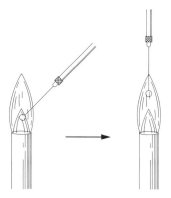

図4-6　釣菌後の焼き方

乾熱滅菌：乾熱滅菌器で160〜180℃，30〜40分間保って滅菌する方法である（図4-7）。*Bacillus subtilis*の芽胞10^6個程度を死滅させる加熱条件が用いられる。滅菌対象物はすべてのガラス器具，ステンレス製品，紙類などである。

湿熱滅菌：*B. stearothermophilus*の芽胞10^4個程度を死滅させる加熱条件である。

常圧蒸気滅菌（間欠滅菌）：100℃のコッホ釜（蒸し器で代用可）の中で1日1回，30分間の滅菌を3日間に渡って行う方法。滅菌対象物は熱に弱い培養基であるが，3日間の滅菌操作過程で，培地は室温に放置した上で加熱する。

高圧蒸気滅菌：オートクレーブを使用し，121℃，15〜20分間保って滅菌する方法で，培地，生理食塩水，蒸留水など多くの材料の滅菌に用いられる（図4-8）。最近では，すべての滅菌操作を自動的に行う迅速高圧蒸気滅菌器が使用されている。ここでは，迅速高圧蒸気滅菌器の操作法について記載する。

- ・水が目皿まで入っていることを確認する。
- ・滅菌物を入れ，蓋を閉める。
- ・メインスイッチをONにし，排気弁を閉じて，滅菌温度・時間を設定し，滅菌を開始する。
- ・滅菌終了後，圧力が常圧に戻り，内部温度が90℃以下になったことを確認してから必ず排気弁を開き，蓋を開けて滅菌物を取り出す。

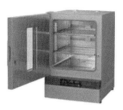

図4-7　乾熱滅菌器

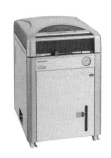

図4-8　オートクレーブ

ろ過滅菌

かつてはシャンベラン，ベルケフェルドなどの素焼きのろ過管やザイツろ過器など（図4-9），いわゆるディプスフィルターが使用されていたが，現在ではメンブランフィルターに代表されるスクリーンフィルターが汎用されている（図4-10）。滅菌対象物は，熱のかけられない培地や血清などである。

その他

紫外線，放射線などが利用されている。特に紫外線は殺菌力の強い2600Å（260nm）が利用される。ただし，紫外線は照射された部分しか殺菌できないので注意する。放射線はコバルト60のγ線を使い，医療用ディスポーザブル器具に用いられている。

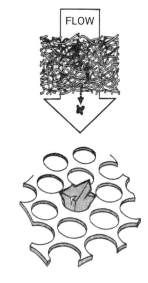

上：ディプスフィルター
下：スクリーンフィルター

図4-10　ろ過滅菌に使うフィルター

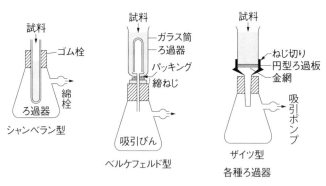

図4-9　ろ過管・ろ過器

化学的滅菌法（消毒法）

消毒薬は時間の経過とともに殺菌力が低下するので，1～2日毎に新しく調製することが望ましい。

アルコール：70％エタノールあるいは50％イソプロパノールが手指等の消毒に用いられる。ただし，細菌芽胞などには効果がない。

次亜塩素酸ナトリウム（NaClO）：水，医療器具，食器，野菜などの消毒に用いられる。市販品は有効塩素量として4～6％のものが販売されている。細菌芽胞や結核菌にはほとんど効果はないが，ノロウイルスには有効である。手指や皮膚の消毒に不適だが，物品の消毒には200ppm（0.02％）溶液が汎用される。高濃度のものは金属を腐食させるので注意する。

フェノール（C_6H_5OH）：石炭酸係数として消毒薬の殺菌力を調べる基本薬となるものである。

塩化ベンザルコニウム（逆性石けん）：陽イオン界面活性剤で，殺菌力はあるが洗浄力はない。0.1～1％溶液は手指の消毒に汎用されるが，芽胞，結核菌，ウイルスにはほとんど効果はない。

ポピドンヨード：イソジンなどの名称で知られるヨウ素の酸化作用を利用した抗微生物成分である。エタノール含有のものは皮膚，粘膜および創傷などの消毒に用いる。10％ポピドンヨード（原液）の100倍希釈液が最も強い殺菌効果を示す。

エチレンオキサイド（ガス滅菌）：酸化エチレンガスを用いて微生物を殺滅するもので，プラスチック製品などのディスポーザブル器具に使用されている。

3 培地の調製法と種類

　微生物の培養にはその発育に必要な窒素源，炭素源，ビタミン類，ミネラル類等の栄養素，適正pH，温度環境を整えなければならない。細菌は図4-11のような増殖曲線を描くが，細菌の1分裂に要する時間を1世代時間といい，次のように計算される。

$$B = 2^n A \qquad \log B = n\log 2 + \log A \qquad n = \frac{\log B - \log A}{\log 2}$$

A：初発菌数　　　B：一定時間後の菌数

n：分裂回数（世代数）

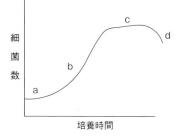

図4-11　増殖曲線
a 誘導期　　　　　b 対数増殖期
c 定常期（静止期）　d 死滅期

培地材料

　微生物検査成績は使用する培地によって変化する。そのためには培地素材を十分理解して利用しなければならない。

ペプトン

　たんぱく質を加水分解したもので，ポリペプチド，ジペプチド，アミノ酸を含む。特に窒素源としてこれらを利用するため培養には不可欠なものである。ペプトンの種類にはカゼインペプトン，大豆ペプトン，獣肉ペプトンなど様々なものがある。

エキス類

　獣肉類・魚肉類，酵母等からの抽出液は，各種の栄養成分，特にビタミン，アミノ酸を多く含み，細菌の発育促進のために重要である。

　肉エキス：牛肉，魚肉（カツオ）を加温抽出し，濃縮したものである。

　酵母エキス：酵母の浸出液で，ビタミンおよびその他の栄養素を豊富に含み，肉エキスよりも細菌の発育効果は優れている。

寒　天

　海草から抽出した多糖類で培地を固めるために用いる。棒状，粉末寒天があるが，使用濃度は固形培地では1.5%，運動性などを確認する半流動培地では0.3〜0.5%とする。

粉末培地の調製法

　粉末培地は培地容器に 1L 分の必要量が記載してあり，計量に際しては電子天秤を使用するとよい。ただし，培地成分には毒性をもつ薬品も存在するので，飛散した粉末を吸い込まないよう注意する。粉末培地は吸湿性が強いため，開封後は吸湿させないよう注意して扱うことが重要である。

必要量をフラスコ内に手早く秤量

少量の蒸留水に培地を懸濁する

残りの蒸留水を加えて加温溶解する[*1]　　　*1：電子レンジや蒸し器を使って完全に溶解する。

pH修正[*2]　　　*2：pH調整は 4 %NaOHまたは10%NaCO₃あるいは4%HClを用いる。

分注

滅菌[*3]　　　*3：培地を分注したフラスコまたは試験管は硫酸紙あるいはアルミホイルで覆って，所定条件で滅菌する。

微生物培養のための基本培地と各種培地組成

一般細菌用培地

・肉エキスブイヨン（pH7.0±） 1L中

  肉エキス 5g ペプトン 10g 塩化ナトリウム 5g

・普通寒天培地（pH7.0±） 1L中

  肉エキス 5g ペプトン 10g 塩化ナトリウム 5g 寒天 15g

生菌数用培地

・標準寒天培地（一般生菌数測定用 pH7.0±） 1L中

  酵母エキス 2.5g ペプトン 5g ブドウ糖 1g 寒天 15g

  ※本培地は食品中の生菌数測定に使用する。

・BCP加プレート寒天培地（乳酸菌数測定用 pH7.0±） 1L中

  酵母エキス 2.5g ペプトン 5g ブドウ糖 1g ポリソルベート*80* 1g

  L-システイン 0.1g ブロムクレゾールパープル（指示薬）0.06g 寒天 15g

  ※本培地に発育する乳酸菌は周囲が黄変したコロニーを形成する。長時間培養すると菌の増殖によ
   るアルカリ化によって紫色に戻る場合もあるので注意する。

・CVT寒天培地（低温細菌用 pH7.0±） 1L中

  酵母エキス 2.5g ペプトン 5g ブドウ糖 1g

  クリスタルバイオレット 0.002g TTC 0.05g 寒天 15g

  ※本培地は，加温溶解して用い，高圧滅菌はしてはいけない。20～25℃，48～72時間培養でグラ
   ム陰性のTTC還元菌は赤色のコロニーを形成する。

真菌用培地

・サブロー寒天培地（pH5.6±）

  ペプトン 10g ブドウ糖 40g 寒天 15g

  ※本培地は真菌の分離，保存用として用いられる。

・ポテトデキストロース寒天培地（pH5.6±）

  ポテトエキス 4g ブドウ糖 20g 寒天 15g

  ※菌数の測定にあたっては細菌の発育を抑制させる必要がある場合は，滅菌後の培地 1L あたりに
   無菌的にクロラムフェニコール 100mg を加えるか，10％酒石酸にてpH3.5に調整して用いると
   よい。

試料希釈液

・生理食塩水 1L 中   ・緩衝生理食塩水

  塩化ナトリウム 8.5～9g   リン酸緩衝原液*200mL＋生理食塩水 800mL ＊リン酸緩衝原液：Na_2HPO_4・
                                   $12H_2O$ 23.883g，KH_2PO_4

   ↓分注   ↓分注   9.078g を混合してpH7.0と

                                する。

  高圧蒸気滅菌（121℃，20分）   高圧蒸気滅菌（121℃，20分）

寒天培地の固め方

斜面寒天培地

　滅菌した試験管内の培地が熱いうち，ガラス棒を枕木にして作製する。半高層斜面培地（半斜面）は高層部分が2/3，斜面部1/3になるように固める。培地量は試験管の大きさによって調整する。

高層培地

　滅菌した試験管内培地をそのまま試験管立に立てて固める。なお，試験管に分注する培地量は，表4-1の通りである。

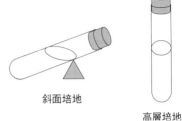

斜面培地

高層培地

図4-12　培地の作り方

表4-1　試験管と培地量

	培地量（mL）			
	液　体	斜　面	半斜面	高　層
小試験管 （φ13×130mm）	3～3.5	2.5～3	3.5～4	4
中試験管 （φ18×180mm）	8～10	8～10	10	10

平板培地

　滅菌シャーレに約50℃に保った寒天培地を 20～25mL ずつ分注・静置し，クリーンベンチ等で培地表面を乾燥させて使用する。

４ 培養法と培養温度

　細菌の増殖環境にとって欠くことのできないものに酸素がある。酸素要求性によって好気性菌，通性嫌気性菌，偏性嫌気性菌に分けられる。

好気培養

　孵卵器や振盪培養器では好気的条件が与えられ，好気性菌，通性嫌気性菌は速やかに増殖できる。

嫌気培養

　クロストリジウム属などの嫌気性菌は酸素が存在すると全く増殖できないため，無酸素の環境を作って培養する。嫌気ジャーや酸素を遮断する嫌気チャンバーが使用されたりするが，最近では嫌気ジャー用のアネロパック・ケンキ（三菱ガス化学（株））が汎用されている。

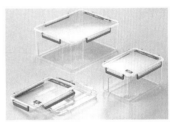

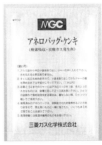

図4-13　角型ジャー

分離培養

液体培地で増菌した菌を選択的に取り出す時に，使われる培養法である。

＜平板培地への塗抹方法＞

・培地表面に水滴が残らないよう乾燥させておく。培地は蓋を下にしておく。

・白金耳を火炎滅菌し，平板の端で冷ました後，菌液を取る。

・もう一方の手で平板シャーレをつかみ，手首を返して培地を取り，菌液を塗抹する。塗抹に際しては培地を傷つけないようにし，一度塗った所を重ねることなく塗抹する。また，塗抹面は培地周辺から3〜5mm内側をあけて塗るようにする。

・寒天培地を使用した場合，蓋を下にして孵卵器に入れて培養する。

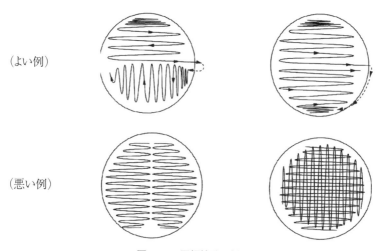

（よい例）

（悪い例）

図4-14　平板培地の例

純　培　養

　分離培養後，独立コロニーを白金耳または白金線で的確に釣菌して，斜面培地あるいは高層培地に植える。なお，釣菌に際しては独立コロニーから取るようにし，また，コロニー以外の培地面に触れないようにしなければならない。

培養温度

　微生物は至適温度により高温菌，中温菌，低温菌に分類される。多くの食中毒菌や感染症菌，その他動物寄生菌は35〜37℃に至適温度をもつ中温菌であり，環境細菌や真菌類は20℃付近を至適温度とする低温菌（好冷菌）である。培養時間は中温菌では24〜48時間，低温菌については3〜4日間，糸状菌は7〜10日間，孵卵器内で培養する。なお，分離菌の至適温度を知るには温度勾配振盪培養器を使用するとよい。

5 細菌の形態および染色法

　細菌の同定は培地上のコロニーの特徴（培地の上から見た形，横から見た形，辺縁），顕微鏡観察による菌の形態，生化学的性状などによって行われる。

菌体の形態

　細菌はその外観から球菌（coccus），桿菌（bacillus），ラセン（spirillum）の3つに分けることができる。

球　　菌

　完全に球状のものから，やや楕円形のものまであり，分裂の方法によって，双球菌，四連球菌，八連球菌，連鎖球菌，ブドウ球菌などに分けられる（図4-15）。

図4-15　球菌の形態

桿　　菌

　長軸と短軸の比が種々異なり，球菌に近いものから長大なものまである。短桿菌，桿菌，長桿菌，連鎖桿菌などがある（図4-16）。

図4-16　桿菌の形態

ラセン菌

　コンマ状からラセン状を示すものまである。コンマ状を呈するものをビブリオという。

　ラセン菌にはスピロヘータ菌などが存在する（図4-17）。

図4-17　ラセン菌の形態

細菌の染色法

　一般に細菌は塩基性色素によって染色し，顕微鏡観察する。よく使用される染色液は，原液として調製し，次のように作られる。

表4-2　色素原液の調製法

色素名	試　薬	溶解液	備　考
メチレンブルー	1gを乳鉢ですりつぶす	95%エタノール　100mL	ろ過後，褐色びんに保存
クリスタル紫	10g　　〃	〃	〃
ゲンチアナ紫	7g　　〃	〃	〃
マラカイトグリーン	5g　　〃	蒸留水100mL	〃
フクシン	10g　　〃	95%エタノール　100mL	〃
サフラニン	2.5g　　〃	〃	〃

染色液の調製

レフラー（Löffler）のメチレンブルー液

メチレンブルー原液	30mL
0.1%水酸化カリウム液	100mL

混合，ろ過

チールのフェノールフクシン液

フクシン原液	10mL
5%フェノール溶液	100mL

混合，ろ過

☞フェノールは室温では凝固しているので，50℃前後の温度で溶解して使用する。

パフェイエル液

チールの石炭酸フクシン液を5〜10倍に希釈して用いる。

フェノールゲンチアナバイオレット液

ゲンチアナバイオレット原液	10mL
5%フェノール溶液	100mL

混合，ろ過

ハッカー（Hucker）液

Ⅰ液	クリスタルバイオレット	2g
	95%エタノール	20mL
Ⅱ液	シュウ酸アンモニウム	0.8g
	蒸留水	80mL

混合，ろ過

ルゴール液

ヨウ化カリウム 2g を少量の蒸留水に溶解した後，ヨウ素 1g を加えて完全に溶解してから残りの蒸留水 300mL を加える。

サフラニン液（対比染色）

サフラニン 2.5g を95%エタノール 100mL に溶解し，ろ過して保存。使用時に蒸留水で10倍に希釈する。

普通染色法

単染色：Löfflerのメチレンブルー液，フェノールフクシン液等の単一色素で菌を染色する方法である。

① 塗抹：2％塩酸アルコールに浸漬した清浄スライドグラスに，蒸留水あるいは生理食塩水を1滴落とし，少量の菌体を白金耳，白金線で塗抹する

② 乾燥：自然乾燥する（急ぐ場合は遠火で乾燥する）

③ 固定：火炎固定する（ガスバーナーの弱火の炎上を3回，裏側からゆっくり通過させて固定する）

④ 染色：メチレンブルー液またはパフェイエル液で1〜2分間染色する

⑤ 水洗：塗抹裏面から，蒸留水あるいは水道水を静かに流し，余分な染色液を洗い流す

⑥ 乾燥：風乾またはろ紙で挟んで水分を除く

⑦ 鏡検：インマージョンオイルを塗抹面に1滴のせて，油浸レンズ（×100）にて観察する

グラム染色：1884年，デンマークの細菌学者であるハンス・クリスチャン・ヨアキム・グラム（Hans Christian Joachim Gram）によって開発された二重染色方法で，細菌を陽性菌と陰性菌に大別するものである。この手法はグラム染色と呼ばれている。その後多くの研究者によって検討がなされたが，色素の安定性，対比色の鮮やかさなどからハッカー（Hucker）の変法が広く用いられるようになっている。

＜ハッカーの変法＞

① 塗抹・乾燥・固定：単染色①〜③と同様

② 染色：ハッカー液で約1分間染色する

③ 水洗：水洗後はろ紙で水分を吸収する

④ 媒染：ルゴール液で1分間作用させる

⑤ 水洗：水洗後はろ紙で水分を吸収する

⑥ 脱色：色が落ちなくなるまで95%エタノールで脱色する（30秒〜1分間）

⑦ 水洗：水洗後はろ紙で水分を吸収する

⑧ 対比染色：サフラニン液で1分間染色する

⑨ 水洗・乾燥・鏡検

　グラム染色の原理は，細菌の細胞壁の違いによっている。グラム陽性菌の細胞壁は厚いペプチドグリカン層から構成されているのに対し，グラム陰性菌は薄いペプチドグリカン層の外側を，外膜と呼ばれるリポポリサッカライドを含んだ層によって覆われている。このため，アルコールなどで処理すると，グラム陽性菌はアルコール脱色に抵抗し，最初の染色液であるクリスタルバイオレットの色素が残るが，グラム陰性菌は外膜があるためアルコールにより脱色され，その後の対比染色液によって染められる。サフラニン液を用いればサフラニンの赤色，フクシン液であれば深紅色に染色される。

　グラム染色によって分けた代表的な細菌は，次の通りである。

グラム陽性菌：ブドウ球菌，連鎖球菌，腸球菌などの菌類，バチルス属，クロストリジウム属などの芽胞形成菌，乳酸菌など。

グラム陰性菌：大腸菌，サルモネラ属菌，赤痢菌などの腸内細菌科，ビブリオ属，カンピロバクター属など。なお，細菌の中にはグラム性がはっきりしないグラム不定菌と呼ばれる菌群が存在している。

特殊染色法

  芽胞染色法：メラー染色が一般的に用いられる。芽胞は多量の中性脂肪を含むので，普通染色法では
  染色されない。そこで，クロム酸を使って媒染したり，加温することにより染色する方法である。
  芽胞菌は新鮮菌では芽胞形成がみられないので，培養日数の経過したものを試験菌とする。芽胞部
  分はフクシン液の色によって染まる。

① 塗抹・乾燥・固定：単染色法に準じて行う

② 5％クロム酸水溶液：3分間作用させた後，十分水洗する

③ 加温染色:チールの石炭酸フクシン液で3分間加温染色し，冷却後，水
   洗する

④ 1～3％硫酸水：5秒間脱色後，ただちに水洗する

⑤ 染色：レフラーのメチレンブルー液（4倍希釈液）で1分間染色する

⑥ 水洗・乾燥・鏡検

その他目的に応じて，各種の染色法が用いられている。

  鞭毛染色：レイフソン法

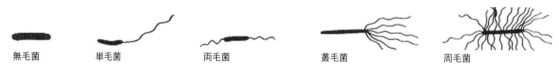

無毛菌　　　　　　単毛菌　　　　　　両毛菌　　　　　　叢毛菌　　　　　　周毛菌

図4-18　鞭毛の種類

  莢膜染色：ヒスの染色法
  抗酸菌染色：チール・ネルゼン染色法（結核菌等を判断するのに適する）
  異染小体染色：ナイセル法（ジフテリア，ビフィズス菌等の同定に用いる）

6 顕微鏡観察

細菌の観察

　細菌の観察には，長い間光学顕微鏡が用いられていたが，細胞の微細構造観察には現在では電子顕微
鏡が利用されている。

顕微鏡の種類

  光学顕微鏡：細菌細胞の長さは平均 $1\mu m$ である。細菌の観察には1,000倍前後まで拡大し，ガラス
  と同じ屈折率のインマージョンオイルを使用する。光学顕微鏡の観察方法には次の方法がある。

- **明視野法**：染色された菌を観察する際に用いる。
- **暗視野法**：生菌を暗視野集光器を取り付けて観察する方法で，暗視野の中で菌体が光って見える。
- **蛍光顕微鏡**：蛍光色素で染色した菌体あるいは蛍光色素でラベルした抗体と結合した被検体を，光源に紫外線を用
  いて観察する。

位相差顕微鏡：生きた微生物を観察する場合，通常斜光照明か暗視野照明を利用しなければ微細構造は見えない。この欠点を補ったものが位相差顕微鏡である。レンズは内部に位相板が入ったdark contrastとbright contrastがあり，目的によって使い分ける。標本はできるだけ薄く作るのがポイントである。

電子顕微鏡：光より短波長の電子線を使って菌体構造等を観察する。これには走査型と透過型電子顕微鏡が使用されている。

鏡　　検

でき上がった標本をステージ（載物台）にセットし，被検物を対物レンズに接近させて，低倍率（×10〜×40）で焦点を合わせてから，油浸レンズ（×100）に切り替えて観察する。

接眼レンズをのぞきながら被検物を対物レンズに接近させて観察しようとすると，レンズを傷つけたり，標本を破損したりするおそれがあるので注意する。

① 光量の調節：細菌を観察する場合はコンデンサーをステージに近づけ対物レンズに十分の明るさを与える。糸状菌を観察する際にはコンデンサーを下げて明るさを調節する。

② レボルバーを回転し，対物レンズを弱拡大（×10〜×20）にする。

③ 標本をステージ中央にのせる。

④ 顕微鏡を脇からみて，標本と対物レンズを完全につけ，接眼レンズをのぞきながら粗動ネジでステージを若干下げて微動ネジでピントを合わせる。

⑤ さらに高倍率（×40）の対物レンズに交換し，上記と同様にピントを合わせる。

⑥ 細菌を観察する場合は，標本にツェーデル油（インマージョンオイル）を1滴落とし，対物レンズを油浸レンズに切り替えてレンズを油に浸して観察する。油浸レンズで焦点が合いにくい時はオイルが不足している場合が多い。オイルは油浸レンズ以外の対物レンズには使用しない。

⑦ ピント調節後標本移動装置を使用してその形状を観察する。

⑧ 鏡検終了後，油浸レンズはキシレンを湿した柔らかい布でオイルをふき取り，清浄にしてから格納する。

光学顕微鏡による計測法

細菌などの大きさは，顕微鏡で鏡検されるもののサイズはμmの単位であり，そのまま測定することはできない。そこで，接眼ミクロメーターと対物ミクロメーターの併用によって，菌の長さおよび幅を測定することができる。

接眼ミクロメーター（ocular micrometer）：0.1mm幅の目盛りのある円形ミクロメーターを，接眼レンズの上部を外して投入する。

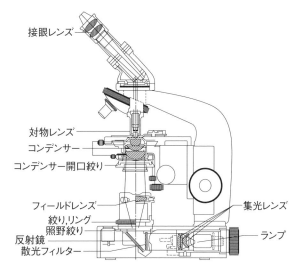

接眼レンズ
対物レンズ
コンデンサー
コンデンサー開口絞り
フィールドレンズ
絞り,リング
照野絞り
反射鏡
散光フィルター
集光レンズ
ランプ

図4-19　光学顕微鏡

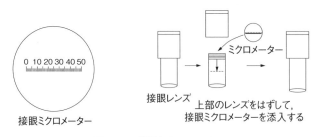

接眼ミクロメーター

接眼レンズ　上部のレンズをはずして，
接眼ミクロメーターを添入する

図4-20　接眼ミクロメーター

対物ミクロメーター（objective micrometer）：スライドグラスの中央に 0.01mm（10μm）幅で100本の目盛りのあるミクロメーターである。

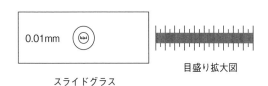

スライドグラス　　　　　目盛り拡大図

図4-21　対物ミクロメーター

操　作　法

① 接眼ミクロメーターを接眼レンズに，対物ミクロメーターをステージ中央に載せる。

② 光源を点灯して対物ミクロメーターの目盛り部分を視野の中心に置き，対物ミクロメーターの目盛りの上に接眼ミクロメーターの目盛りを重ねてピントを合わせる。

③ 対物ミクロメーターの1目盛りが，接眼ミクロメーター目盛りの何本分に相当するかを確認し，比を出して接眼レンズ1目盛りの長さを換算する（接眼ミクロメーターの20目盛りが対物ミクロメーターの3目盛り（30μm）と一致した場合，30μmの1/20であるので，1.5μmである）。

④ 対物ミクロメーターと標本を取り替えて，標本にピントを合わせる。目的とする細菌が，接眼ミクロメーターの何目盛りに相当するか実測する。

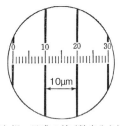

（注）細い目盛の線（数字入り）は
　　　接眼ミクロメーター目盛り。
　　　太い目盛りの線は対物ミク
　　　ロメーター目盛り。

図4-22　ミクロメーターの見方

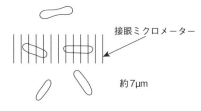

接眼ミクロメーター

約7μm

図4-23　細菌の大きさ測定

2. 食品の細菌検査

1 生菌数

　生菌数は食品の衛生学的品質を評価する衛生指標菌または環境衛生管理上の汚染指標菌とされている。生菌数は標準寒天培地を用い，好気的な条件で，35 ± 1℃で$24 \sim 48$時間培養を行い，発育したコロニー数を計測して食品 1g（または1mL）あたりの細菌数として表示する。通常一般生菌数または標準平板菌数（standard plate count：SPC）とも呼ばれている。

✳ 目　的

　生菌数が多い食品は，製造，加工，輸送，貯蔵などの工程で食品の衛生的取り扱いが悪かったり，食品の温度管理が不適切であったことなどが考えられる。また，食中毒菌などの病原菌の多くが中温細菌であることから病原菌が存在する可能性が高いことを示している。

🍶 準備する試薬

□滅菌生理食塩水

　〔**調製法**〕　0.85% NaCl水溶液を作成し，オートクレーブで滅菌処理する。

□標準寒天培地（公定法：食品衛生法）

　〔**組　成**〕　蒸留水 1000mL，ペプトン 5g，酵母エキス 2.5g，ブドウ糖 1g，寒天 15g，pH7.0〜7.2

📦 準備する器具・装置

□滅菌ストマッカー袋　　□滅菌シャーレ　　　□滅菌ピンセット　　□滅菌メスピペット

□滅菌試験管　　　　　　□コロニーカウンター　□インキュベーター　□電子天秤

□ストマッカー　　　　　□クリーンベンチ

操作方法

① 試料 10g（mL）に滅菌生理食塩水 90mL を加えストマッカー処理をする（試料原液）

② 試料原液を10倍段階希釈し，1平板に30〜300個のコロニーが得られるようにする（汚染の状況で予測できない場合は10^6倍まで希釈）

③ 同一希釈段階の 1mL を2枚の滅菌シャーレに分注する

④ あらかじめ50℃に保温しておいた標準寒天培地約 15mL を無菌的に各シャーレに注ぎ入れ，直ちに静かに回しながら混合し，培地が完全に固化するまで静置する

⑤ 寒天が固化した後，シャーレを倒置（シャーレの蓋を下にする）して35 ± 1℃，48 ± 3時間培養する

⑥ コロニー数をコロニーカウンターで測定し，試料原液 1mL あたりの生菌数を算出する

> **ワンポイントアドバイス**
>
> 滅菌生理食塩水 9mL に試料液 1mL を加える。

💧培地を蓋につけないよう8の字を描くように混合する。

💧直ちにコロニー数を計測できない場合は，4℃の冷蔵庫に保存し，24時間以内に算定する。

生菌数の算出法

　生菌数の算出方法は，同一希釈倍数の平板2枚から平均コロニー数を求め，これに希釈倍数を乗じる。さらに得られた数字の上位3桁目を四捨五入して，以下を0として，食品 1g（mL）当たりの菌数を求める。コロニー数の算定は以下の手順に従って行う。

算出手順1：1平板に30～300個のコロニー数がある平板を数える。

・1希釈にのみ30～300個のコロニーが得られた場合は2枚の平板の平均数に希釈倍数をかける。

	10倍希釈	100倍希釈	1000倍希釈
平板1	377	38	6
平板2	402	40	8

（100倍希釈の場合）

計算方法 　$\dfrac{38+40}{2} \times 100 = 3900$ 　　3.9×10^3 個/g（mL）

・連続した2つの希釈に30～300個の集落が得られた場合は，各希釈ごとの平均数に，希釈倍数をかけた後，両者の比を求める。（例1）：両者の比が2倍以下の場合は2つの希釈の平均数を求める。（例2）：両者の比が2倍以上の場合は希釈の低い方の平板の平均数に希釈倍数をかける。

（例1）

	10倍希釈	100倍希釈	1000倍希釈
平板1		288	38
平板2		264	31

計算方法 　$\dfrac{\left(\dfrac{288+264}{2}\right) \times 100 + \left(\dfrac{38+31}{2}\right) \times 1000}{2} = 31{,}000$

3.1×10^4 個/g（mL）

（例2）

	10倍希釈	100倍希釈	1000倍希釈
平板1		138	46
平板2		118	40

計算方法 　$\dfrac{138+118}{2} \times 100 = 12{,}800 \fallingdotseq 13{,}000$

1.3×10^4 個/g（mL）

> **ワンポイントアドバイス**
>
> 標準平板菌数測定法で求めた成績は，16,000 個/g（mL）あるいは1.6×10^4個/g（mL）と記載する。

算出手順2：すべての平板が300個以上のコロニー数がある場合は，最も希釈倍率の高い平板について，密集コロニー平板測定法に従い計算する。$1cm^2$ 区画のある計算板を用いてこの枠内のコロニー数を数える。

・$1cm^2$ に10個以下のコロニー数の場合：中心を通過する縦に6か所，これに直角に6か所の計12か所の平均コロニー数にシャーレの面積を乗じて菌数を計算する。直径 9cm のシャーレの場合は $1cm^2$ の平均コロニー数に64を乗じると1平板の推定コロニー数が求められる。

・$1cm^2$ に10個以上のコロニー数の場合：中心を通過する4か所の平均コロニー数にシャーレの面積を乗じて菌数を計算する。

算出手順3：すべての平板が30個以下のコロニー数の場合は，最も希釈倍率の低い平板について，実測したコロニー数ではなく，10倍希釈では300以下，100倍希釈では3000以下と記載する。

算出手順4：拡散コロニーのある場合は，次の条件のものに限り，それ相当の部分を計測する。

- 他のコロニーがよく分散していて，拡散コロニーがあっても計測に支障のないもの。
- 拡散コロニーが平板の1/2以下の場合
- 次のような場合は実験室内事故（laboratory accident，LA）と記載する。

【コロニーの発生が認められない場合（滅菌した製品は除く）】

【拡散コロニーの部分が平板の1/2以上の場合】

【汚染されたことが明らかなもの】【その他の不適当と思われるもの】

ワンポイントアドバイス
拡散コロニーとはコロニーが密集して2個以上のコロニーが接触し融合した場合に発生し，計測に支障をきたすことがある。

② 大腸菌群

　大腸菌群（coliforms）の定義は「グラム陰性，無芽胞桿菌で，乳糖を分解して酸とガスを産生する好気性または通性嫌気性の細菌群」である。大腸菌群には大腸菌（*Escherichia coli*）をはじめ，サイトロバクター（*Citrobocter*）やクレブシエラ（*Klebsiella*）など多くの腸内細菌科に属する菌種が含まれる。

　大腸菌群のうち，44.5℃で発育するものを糞便系大腸菌群という。大腸菌群検査法には，公定法に採用された定性試験と一定量の試料中から菌数を算出する定量試験がある。定性試験にはBGLB培地，乳糖ブイヨン培地で行う液体培地法，定量試験にはデソキシコレート寒天培地で行う平板寒天培地法とがある。

※ 目　的

　加熱処理された食品から大腸菌群が検出された場合には，不完全な加熱処理や加熱後の二次汚染など，不衛生な取扱いが推測される。検査する食品にあった方法を用いて判定することを目的とする。

準備する試薬・培地

☐グラム染色液　　　☐滅菌生理食塩水

☐BGLB培地

〔組　成〕ペプトン10g，牛胆汁末20g，乳糖10g，ブリリアントグリーン0.033g，蒸留水1000mL，pH7.2

☐乳糖ブイヨン（LB）培地

〔組　成〕肉エキス3g，ペプトン10g，乳糖5g，ブロムチモールブルー0.024g，蒸留水1000mL

☐デソキシコレート寒天培地（公定法：食品衛生法）

〔組　成〕蒸留水1000mL，ペプトン10g，乳糖10g，デソキシコール酸ナトリウム1g，塩化ナトリウム5g，リン酸一カリウム2g，クエン酸アンモニウム2g，ニュートラル・レッド0.033g，寒天15〜25g，pH7.3〜7.5

☐EMB寒天培地（公定法：食品衛生法）

〔組　成〕蒸留水1000mL，ペプトン10g，乳糖10g，リン酸二カリウム（K_2HPO_4）2g，2%エオジン水溶液20mL，0.5%メチレンブルー水溶液13mL，寒天25〜30g，pH6.8

☐普通寒天培地

〔組　成〕蒸留水1000mL，肉エキス5g，ペプトン10g，塩化ナトリウム5g，寒天15g，pH7.0〜7.2

☐EC培地

〔組　成〕ペプトン20g，乳糖5g，胆汁塩酸1.5g，リン酸一水素カリウム4g，リン酸二水素カリウム1.5g，食塩5g，蒸留水1000mL

準備する器具・装置

- ☐ 滅菌ストマッカー用袋
- ☐ 滅菌ピンセット
- ☐ 滅菌メスピペット
- ☐ 滅菌試験管
- ☐ コロニーカウンター
- ☐ ダーラム管
- ☐ 滅菌シャーレ
- ☐ 白金耳
- ☐ 白金線
- ☐ シリコ栓
- ☐ スライドグラス
- ☐ インキュベーター
- ☐ 電子天秤
- ☐ ストマッカー
- ☐ クリーンベンチ
- ☐ 光学顕微鏡

定性試験

BGLB発酵管による方法：栄養素が豊富に含まれ，細菌が増殖しやすい食品（牛乳・加熱食肉製品，魚肉ねり製品など）の検査に使用される。操作手順は次に示す通りである。

推定試験

① 試料原液およびその10倍段階希釈液各 1mL をBGLB発酵管（培地10mL 入り）に接種する

↓

② 35±1℃，24〜48±3時間培養する

> **ワンポイントアドバイス**
> 10mL 接種用には２倍濃度のBGLB発酵管 10mL を使用する。

確定試験

① ガス発生試験管（推定試験陽性）の培養液の１白金耳量をEMB平板培地に画線塗抹する

↓

② 35±1℃，24±2時間培養する

↓

③ EMB平板培地上に黒色金属光沢または紫赤色の定型的コロニーを形成した場合は，確定試験陽性と判定する

☞ガスが発生しない場合は，大腸菌群陰性とする。

完全試験

① EMB平板培地上の定型的コロニー２〜３個またはそれ以上を釣菌する

↓

② 乳糖ブイヨン（LB）発酵管で 35±1℃，24〜48±3時間培養する ／ 普通寒天斜面培地で35±1℃，24±2時間培養する

↓

③ 酸・ガス発生が認められる ／ グラム染色・鏡検してグラム陰性，無芽胞桿菌である

↓

大腸菌群陽性と判定する

☞EMB培地上で定型的コロニーを示さない大腸菌群もあるので注意する。
☞釣菌する時は，他の菌にさわらないように注意する。

第4章 微生物試験

乳糖ブイヨン発酵管による方法：栄養素の少ない食品（清涼飲料水，氷雪など）の検査に使用される。操作手順は次の通りである。

推定試験

① 試料原液 10mL，1mL およびその10倍段階希釈液各 1mL を各2本の乳糖ブイヨン発酵管（培地 10mL 入り）に接種する

↓

② 35±1℃，24〜48±3時間培養する

確定試験

① ガス発生試験管（推定試験陽性）の培養液の1白金耳量をEMB平板培地に画線塗抹する

↓

② 35±1℃，24±2時間培養する

↓

③ EMB平板培地上に黒色金属光沢または紫赤色の定型的コロニーを形成した場合は，確定試験陽性と判定する

完全試験

① EMB平板培地上の定型的コロニー2〜3個またはそれ以上を釣菌する

↓

② 乳糖ブイヨン（LB）発酵管で35±1℃，24〜48±3時間培養する　　普通寒天斜面培地で35±1℃，24±2時間培養する

↓

③ 酸・ガス発生が認められる　　　グラム染色・鏡検してグラム陰性，無芽胞桿菌である

↓

大腸菌群陽性と判定する

ワンポイントアドバイス

（推定試験）
ガス発生発酵管の培養液の1白金耳量をBGLB発酵管に接種する。ガス発生を，推定試験陽性とする。
（確定試験）
ガス発生発酵管の培養液の1白金耳量をEMB培地に画線塗抹して培養する。

☞ 10mL 接種用には2倍濃度の乳糖ブイヨン発酵管 10mL を使用する。

定量試験

平板寒天培地法：食品衛生法の成分規格で定められている食品
（冷凍食品・アイスクリーム類・バター・プロセスチーズなど）や，
検体に栄養素が多く汚染度が高いと推測される食品の検査に
使用される。操作手順は次の通りである。

推定試験

① 試料原液およびその10倍段階希釈を 1mL ずつ2枚の滅菌シャーレ
に接種する

↓

② 加温溶解し50℃に保温したデソキシコレート寒天培地の約 10〜
15mL を分注し静かに混和して培地が完全に凝固するまで静置する

↓

③ 凝固後，デソキシコレート寒天培地の約 3〜4mL を培地表面に重層
する

↓

④ シャーレを倒置して，35±1℃，20±2時間培養する

確定試験

① 寒天培地上に発生したコロニーの中で，赤色の定型的コロニーをEMB
培地に画線塗抹する

↓

② 35±1℃，24±2時間培養する

↓

③ 平板上に黒色金属光沢または紫赤色の定型的コロニーを形成した場合
は，確定試験陽性と判定する

完全試験

① EMB培地上の定型的コロニー2〜3個またはそれ以上を釣菌する

↓

② 乳糖ブイヨン（LB）発酵管で　　　　普通寒天斜面培地で35±1℃，
35±1℃，24〜48±3時間　　　　24±2時間培養する
培養する

↓　　　　　　　　　　　　　　　　↓

③ 酸・ガス発生が認められる　　　　グラム染色・鏡検してグラム陰
性，無芽胞桿菌である

↓

大腸菌群陽性と判定する

> **ワンポイントアドバイス**
>
> 試料は10倍希釈液を作成する。液体
> 試料は，そのまま試料原液とする。

☞ 希釈試料液をシャーレに分注してから培
地と混合するまでの操作は，20分間以
内に終了する。

☞ 大腸菌群は，デソキシコレート寒天培地
上では赤色コロニーを形成するが，疑わ
しい場合はすべて確認する。

MPNによる菌数の算出

MPN（most probable number）法：食品 100g（mL）あたりの大腸菌群数を求める方法である。定性試験と同様に，BGLB発酵管5本または3本を用いてガス産生の試験管数を最確数表にあてはめて最確数を求める。

① 試料原液およびその10倍段階希釈液の調製をする

② 3段階希釈試料液の各 1mL を，BGLB発酵試験管（10mL 入り）の各5本（3本法では各3本）に接種する

③ 35±1℃，24～48±3時間培養する

④ ガス産生試験管数から最確数表を用いて最確数（MPN値）を求める（表4-3）

☞ 試料原液およびその10倍段階希釈水を作製する。

☞ 10mL を接種する時は2倍濃度のBGLB発酵管培地を使用する。

☞ ダーラム管では，ガスが発生した試験管数を表にあてはめて最確数を求める。試験管の数は，1段階3本使用する場合もある。

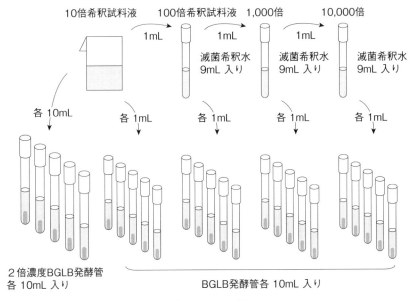

図4-24　MPN法

MPN値の算出方法

陽性数／試料接種発酵管数						MPN値	
10mL	1mL	0.1mL	0.01mL	0.001mL		液体（100mL 当たり）	固体（100g 当たり）
5/5	3/5	0/5			→	79	790
	5/5	3/5	0/5		→	790	7,900
		5/5	3/5	0/5	→	7,900	79,000

※3段階以上の希釈について検査を実施した場合，以下の例示に従って，その中の3段階希釈の陽性管数（アンダーラインで示す）から求める。

表4-3 各段階5本ずつ3段階希釈における試料100mL当たりのMPNとその95%信頼限界

陽性管数 10mL	陽性管数 1mL	陽性管数 0.1mL	MPN 100mL	95%信頼限界 下限	95%信頼限界 上限	陽性管数 10mL	陽性管数 1mL	陽性管数 0.1mL	MPN 100mL	95%信頼限界 下限	95%信頼限界 上限	陽性管数 10mL	陽性管数 1mL	陽性管数 0.1mL	MPN 100mL	95%信頼限界 下限	95%信頼限界 上限
0	0	0	<2		7	4	1	1	21	7	41	5	2	2	94	34	220
0	0	1	2	<1	7	4	1	2	26	10	66	5	2	3	120	30	240
0	1	0	2	<1	7	4	1	3	31	10	66	5	2	4	150	60	350
0	1	1	4	1	10	4	2	0	22	7	48	5	3	0	79	23	220
0	2	0	4	1	10	4	2	1	26	10	66	5	3	1	110	30	240
0	2	1	6	2	14	4	2	2	32	10	66	5	3	2	140	50	350
0	3	0	6	2	14	4	2	3	38	13	100	5	3	3	170	70	390
1	0	0	2	<1	10	4	3	0	27	10	66	5	3	4	210	70	390
1	0	1	4	<1	10	4	3	1	33	10	66	5	4	0	130	30	350
1	1	0	6	2	14	4	3	2	39	13	100	5	4	1	170	60	390
1	1	1	4	<1	11	4	4	0	34	13	100	5	4	2	220	70	440
1	2	0	6	2	14	4	4	1	40	13	100	5	4	3	280	100	700
1	2	1	8	3	22	4	4	2	47	14	110	5	4	4	350	100	700
1	3	0	6	2	14	4	5	0	41	13	100	5	4	5	430	150	1,100
1	3	1	8	3	22	4	5	1	48	14	110	5	5	0	240	70	700
2	0	0	8	3	22	5	0	0	23	7	66	5	5	1	350	100	1,100
2	0	1	10	3	22	5	0	1	31	10	66	5	5	2	540	150	1,700
2	1	0	11	3	22	5	0	2	43	14	100	5	5	3	920	230	2,500
2	1	1	5	1	14	5	0	3	58	21	150	5	5	4	1,600	400	4,600
2	2	0	7	1	15	5	1	0	33	10	100	5	5	5	>1,600		
2	2	1	9	3	22	5	1	1	46	14	110						
2	3	0	7	2	17	5	1	2	63	21	150						
2	3	1	9	3	22	5	1	3	84	34	110						
3	0	0	12	4	25	5	2	0	49	15	150						
3	0	1	17	3	22	5	2	1	70	22	170						

(ISO/DIS 4831 : Microbiology-General guidance for the enumeration of coliforms-most probable number technique (1989) より作成)

陽性数／試料接種発酵管数					MPN値	
10mL	1 mL	0.1mL	0.01mL		液体（100ml 当たり）	固体（100g 当たり）
a) 5/5	5/5	2/5	0/5	→5, 2, 0	490	4,900
b) 5/5	3/5	1/5	0/5	→5, 3, 1	110	1,100
c) 0/5	1/5	0/5	0/5	→0, 1, 0	2	20
d) 5/5	3/5	1/5	1/5	→5, 3, 2	140	1,400
e) 5/5	5/5	5/5	5/5	→5, 5, 5	>16,000	>160,000

※通常，MPN値は検体 100mL または 100g 当たりで表示する。したがって，検体が液体の場合は表の値がそのまま 100mL 当たりのMPN値になるが，固体の場合には試料液は10倍希釈されたものを検査するので，表のMPN値を10倍したものが検体 100g 当たりのMPN値になる。また，試料液 1，0.1および 0.01mL の 3 段階について検査を実施した場合は，求めたMPN値に10を，0.1，0.01および0.001の 3 段階では100をそれぞれ乗ずる必要がある。どちらの場合も，検査対象が固体の場合はさらに10倍しなければならない。

糞便系大腸菌群の定性試験

糞便系大腸菌群（fecal coliforms）は，大腸菌群の中で44.5℃±0.2℃で発育し，乳糖を分解してガスを産生する大腸菌群である。糞便系大腸菌群が検出された場合は，大腸菌群よりも一層不潔な取扱いを受けたことが推測され，腸管系病原菌の汚染の可能性が高いと考えられる。食品衛生法では，乾燥食肉製品，加熱後摂取冷凍食品は 1g 当たり糞便系大腸菌群が陰性と定められている。

① 生菌数測定用と同じ方法で調整した試料の10倍段階希釈液をEC発酵管5本または3本に 1mL ずつ接種し，44.5±0.2℃の恒温水槽で24±2時間培養する

↓

③ ガス発生試験管の培養液1白金耳量をEMB培地に画線塗抹する

④ 35±1℃，24±2時間培養する

↓

⑤ 金属光沢または紫赤色の定型的コロニーを釣菌する

↓

⑥ 乳糖ブイヨン発酵管で35±1℃，24〜48±3時間培養する　　普通寒天斜面培地で35±1℃，24±2時間培養する

↓　　　　　　　　　　　　　　　↓

⑦ 酸・ガス発生が認められる　　グラム染色・鏡検してグラム陰性，無芽胞桿菌である

↓

糞便系大腸菌群陽性と判定する

✍ ダーラム管を入れた中試験管にEC培地を 10mL ずつ分注し，オートクレーブ121℃で15分間滅菌する。試料 10mL を接種する場合，培地を 2 倍濃度にする。

✍ 糞便系大腸菌群とこれ以外の大腸菌群とを，44.5℃±0.2℃という培養条件で区別するため，精度の高い恒温水槽で行いふ卵器は使用しない。

3 大 腸 菌

糞便系大腸菌群の中で、44.5℃での発育、インドール産生試験（I）、メチルレッド反応試験（M）、Voges-Proskauer反応試験（Vi）およびクエン酸塩利用試験（C）によるIMViCのパターンが、「＋＋－－」または「－＋－－」を大腸菌とする（表4-4）。生食用かきは、食品衛生法による規格基準では大腸菌（*Escherichia coli*）230MPN/100g以下となっている。

☀ 目 的

大腸菌が検出された食品は、大腸菌群や糞便系大腸菌群よりも一層不潔な取扱いを受けたことが推測され、腸管系病原菌の汚染の可能性がより一層高くなる。

🧴 準備する試薬

☐ コバック試薬

〔調製法〕 パラジメチルアミノベンズアルデヒド 5g をアルコール 75mL に溶かしこれに濃塩酸 25mL を加える。

☐ VP試薬 1

〔調製法〕 アルファナフトール 6g に無水エタノール 100mL を加える。

☐ VP試薬 2

〔調製法〕 クレアチン 0.3g に40％水酸化カリウム溶液 100mL を加える。

☐ メチルレッド試薬

〔調製法〕 メチルレッド 0.1g を純エタノール 300mL に溶解し、蒸留水を加えて 500mL にする。

☐ SIM培地（栄研化学）

〔組 成〕 蒸留水 1000mL、肉エキス 3g、ポリペプトン 30g、チオ硫酸ナトリウム 0.05g、クエン酸鉄アンモニウム 0.05g、寒天 3g、pH7.3～7.4

☐ SIM培地（日水製薬）

〔組 成〕 蒸留水 1000mL、肉エキス 3g、ペプトン 28g、チオ硫酸ナトリウム 0.025g、クエン酸鉄アンモニウム 1g、寒天 3g、pH7.2±0.1

☐ ブドウ糖リン酸ペプトン水培地

〔組 成〕 ペプトン 7g、リン酸一水素カリウム 5g、ブドウ糖 5g、蒸留水 1000mL

☐ シモンズ・クエン酸培地

〔組 成〕 蒸留水 1000mL、塩化ナトリウム 5.0g、クエン酸ナトリウム 2.0g、硫酸マグネシウム 0.2g、ブロムチモールブルー 0.024g、リン酸二水素アンモニウム 1.0g、リン酸一水素カリウム 1.0g、寒天 15.0g、pH6.7

🔬 準備する器具・装置

☐ 試験管　　　☐ 恒温器

操作方法

インドール産生試験：SIM培地に菌を穿刺し、35℃±1℃、18～24時間培養したものにコバック試薬 0.5mL 滴下する。陽性は赤色、陰性は無色か淡黄色を示す。

メチルレッド反応試験：ブドウ糖リン酸ペプトン水培地に菌を接種し35±1℃、72±3時間培養後 Voges-Proskauer反応を行った残りの培養液にメチルレッド試薬を5滴、滴下する。陽性は赤色、陰性は橙黄色～黄色を示す。

Voges-Proskauer反応試験：ブドウ糖リン酸ペプトン水培地に菌を接種し35±1℃、48±3時間培養後、その 1mL を小試験管に無菌的に入れ、これにVP試薬1を 0.5mL およびVP試薬2を 0.2mL を加えて振とうする。陽性は赤褐色を示す。

クエン酸塩利用試験：シモンズのクエン酸塩培地の斜面部に菌を塗抹し、35℃±1℃、24時間培養する。陽性は斜面部に菌が発育し、緑から青に変化する。陰性はこうした変化は認められない。

表4-4　IMViC試験による大腸菌群の分類

分　類		インドール試験(I)	メチルレッド試験(M)	VP試験(Vi)	クエン酸塩利用試験(C)	44.5℃での発育
大腸菌	I型	+	+	−	−	+
	II型	−	+	−	−	−
中間型	I型	−	+	−	+	−
	II型	+	+	−	+	−
E.aerogenes	I型	−	−	+	+	−
	II型	+	−	+	+	−
E.cloacae （ゼラチン液化性：+）		−	−	+	+	−
不規則型	I型	+	+	−	−	−
	II型	−	+	−	−	+
	VI型	−	−	+	+	+

4 腸内細菌科菌群 (NIHSJ法)

　腸内細菌科菌群の定義は，「ブドウ糖発酵性のオキシダーゼ陰性である通性嫌気性のグラム陰性の桿菌」である。腸内細菌科菌群には，大腸菌群に加え，乳糖非分解性の腸管系病原菌であるサルモネラ，赤痢菌，エルシニアなどの食中毒菌も含まれる。2011年に生食用食肉の成分規格として腸内細菌科菌群が採用された。

💡 NIHSJ法は国立医薬品食品衛生研究所（National Institute of Health Sciences Japan）に設置された "食品からの微生物標準試験法検討委員会" により，コーデックス基準に則った標準試験法として策定された，国際標準試験法と同等性を担保した試験法である。

※ 目　的

　食品衛生検査における腸内細菌科菌群は，加工食品や製造環境等の微生物的衛生状態を評価するための指標菌として位置づけられている。腸内細菌科菌群が検出された場合は，食品加工工程等での不衛生な取り扱いが推測される。

準備する試薬・培地

□ 緩衝ペプトン水（Buffered Peptone Water; BPW）
□ バイオレッド胆汁ブドウ糖寒天培地（Violet Red Bile Glucose Agar; VRBG寒天）
□ 普通寒天培地（Nutrient Agar）
□ グルコースOF培地
□ オキシダーゼ試薬
□ ミネラルオイル

準備する器具・装置

□ 滅菌ストマッカー袋　　□ 滅菌シャーレ
□ 滅菌ピンセット　　　　□ 滅菌メスピペット
□ 滅菌試験管　　　　　　□ コロニーカウンター
□ インキュベーター　　　□ 電子天秤
□ ストマッカー　　　　　□ スライドグラス
□ クリーンベンチ　　　　□ 白金耳（白金線）

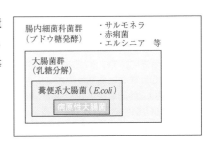

図4-25　腸内細菌科菌群と大腸菌群の関係

操作方法

① 試料25gをストマッカー袋に無菌的にとりわけ，緩衝ペプトン水225mLを加え，ストマッカーで均質化し，37℃で18時間±2時間培養する

↓

② 培養後の緩衝ペプトン水から1白金耳量をとり，VRBG寒天培地に画線塗抹した後，37℃で24時間±2時間培養する

↓

③ 培養後の寒天培地上に腸内細菌科菌群の定型コロニー（淡紅色〜赤色または紫色を呈する集落で，ハローがある場合とない場合がある）が形成されているかを判定する。定型コロニーが認められた場合は，任意に独立したコロニーを選定する。形状の異なる複数の定型集落が認められた場合は，それぞれ独立のコロニーを選定する

↓

④ 選定したコロニーをそれぞれ釣菌し，普通寒天培地に画線塗抹する。37℃で24時間±2時間培養後，独立した集落を選定して以下の確認試験を実施する。

ワンポイントアドバイス

ある種の腸内細菌科菌群は集落または培地の脱色を引き起こすことがある。したがって，特徴的な集落が存在しない場合，白みがかった集落を確認試験のために選定する。

オキシダーゼ試験

白金耳，白金線などを用いて独立した集落の一部を取り，オキシダーゼ試薬を含ませたろ紙または市販のオキシダーゼ試験用ろ紙の上に塗抹する。10秒以内にろ紙が暗青色化しない場合，オキシダーゼ反応は陰性と判定する。

ワンポイントアドバイス

オキシダーゼ試験では，ニクロム線を用いて塗抹してはならない。鉄成分を含むニクロム線を用いた場合，偽陽性が認められることがある。

ブドウ糖発酵試験

白金線等を用いて，オキシダーゼ反応が陰性の集落をグルコースOF培地に穿刺し，表面にミネラルオイルを1cmの高さで重層した後，37℃で24時間±2時間培養する。培養後，培地全体の色調が黄色に変色した場合，ブドウ糖発酵性は陽性と判定する。

↓

⑤ オキシダーゼ反応が陰性，かつブドウ糖発酵性が陽性と判定された集落を腸内細菌科菌群と確定する。腸内細菌科菌群が検出された場合は陽性/25gと表示する。また，腸内細菌科菌群が検出されなかった場合は陰性/25gと表示する。

5 サルモネラ

サルモネラ（*Salmonella*）はグラム陰性，通性嫌気性の無芽胞桿菌で，大部分はグルコースを分解して酸とガスを産生する腸内細菌科細菌である。大腸菌群と異なり乳糖を分解せず，多くの菌株は含硫アミノ酸を分解して硫化水素を発生する。サルモネラは土壌，河川などの自然環境に生息しているが，ウシ，ブタ，トリなどの家畜や家禽などの腸管にも広く分布しているため，糞便汚染された食肉製品や産卵時に汚染されている卵を用いた卵製品が食中毒の主要な原因となる。菌体抗原（O抗原）と鞭毛抗原（H抗原）の免疫学的相違により約2,500の血清型があり，食中毒起因菌として多い血清型はEnteritidis（腸炎菌）とTyphimurium（ネズミチフス菌）である。また，Typhiはヒトの腸チフス，Paratyphi Aはパラチフスの原因菌となり，感染症法の三類感染症に指定されている。経口感染により100から1000個程度の少数の菌数でも発症することがあるため，低温管理などで増殖を抑制することに加え，殺菌による細菌の除去が食中毒予防には重要である。乾燥や低温には比較的強く，香辛料や粉乳などの乾燥食品や冷凍食品において長期間生存することもあるが，熱には弱く60℃で20分程度の加熱で死滅する。

なお，食品衛生法では食肉製品についての成分規格が定められており，非加熱食肉製品，特定加熱食肉製品および加熱食肉製品（加熱殺菌した後容器包装に入れたもの）は，サルモネラ属菌は陰性でなければならないとされている。

✳ 目　的

サルモネラ汚染が疑われる食品から試験試料を無菌的に調製し，選択増殖培養，分離寒天培養，確認培養を行いサルモネラ菌の検出を試みる。さらに，生化学的性状試験でサルモネラであると確認された菌については，抗O血清による凝集反応によりO抗原の血清型別を行い，サルモネラ菌と確定する。対象試料中のサルモネラは，汚染菌数が少ない場合や，乾燥，加熱，凍結などの食品加工により損傷している可能性があるため，検出率を高めるために前増殖培養を行うことが一般的である。

🗴 準備する試薬・培地

前増殖用培地

□緩衝ペプトン水（BPW）

〔組　成〕カゼイン酵素分解産物 10g，塩化ナトリウム 5g，リン酸二水素カリウム 1.5g，リン酸水素二ナトリウム（12水和物）9g，精製水 1000mL，pH7.0±0.2，オートクレーブ滅菌 121℃ 15分間

選択増殖用培地

□ラパポート・バシリアディス液体培地（RV）

〔組　成〕ソイペプトン 5g，塩化ナトリウム 8g，リン酸二水素カリウム 1.4g，リン酸水素二カリウム 0.2g，塩化マグネシウム六水和物 40g，マラカイトグリーン 0.04g，精製水 1000mL，pH5.2±0.2，オートクレーブ滅菌 115℃ 15分間

□テトラチオネート液体培地（TT）

〔組　成〕カゼイン酵素分解産物 2.5g，肉酵素分解産物 2.5g，胆汁酸塩 1g，炭酸カルシウム 10g，チオ硫酸ナトリウム 30g，精製水 1000mL，pH8.0±0.2，沸騰するまで混和加熱し，45℃以下に冷却後，1000mLあたり20mLのヨウ素溶液（ヨウ素 6g，ヨウ化カリウム 5g，精製水 20mL）を添加，混和する。

分離寒天培地

□MLCB

〔組　成〕酵母エキス 5g，ペプトン 10g，ハートエキス末 2g，塩化ナトリウム 4g，マンニット 3g，L-リジン塩酸塩 5g，チオ硫酸ナトリウム 4g，クエン酸鉄アンモニウム 1g，ブリリアントグリーン 0.0125g，クリスタルバイオレット 0.01g，寒天 15g，精製水 1000mL，pH6.8±0.2，加温溶解後，シャーレに約20mLずつ分注する。

☐DHL

〔組 成〕 肉エキス 3g，ペプトン 20g，乳糖 10g，白糖 10g，デオキシコール酸ナトリウム 1g，チオ硫酸ナトリウム 2.3g，クエン酸ナトリウム 1g，クエン酸鉄アンモニウム 1g，中性紅 0.03g，寒天 15g，精製水 1000mL，pH7.4±0.2，加温溶解後，シャーレに約20mLずつ分注する。

☐XLD

〔組 成〕 酵母エキス 3g，L-リジン塩酸塩 5g，キシロース 3.75g，乳糖 7.5g，白糖 7.5g，デオキシコール酸ナトリウム 1g，塩化ナトリウム 5g，チオ硫酸ナトリウム 6.8g，クエン酸第二鉄アンモニウム 0.8g，フェノールレッド 0.08g，寒天 12.5g，精製水 1000mL，pH7.4±0.2，加温溶解後，シャーレに約20mLずつ分注する。

☐BGS

〔組 成〕 プロテオースペプトン 10g，酵母エキス 3g，乳糖 10g，白糖 10g，塩化ナトリウム 5g，フェノールレッド 0.08g，ブリリアントグリーン 0.0125g，寒天 12g，精製水 1000mL，pH6.9±0.2，オートクレーブ滅菌 121℃ 15分間後，液温が約70℃になったら1000mLあたり2mLのスルファピリジン溶液（ジメチルホルムアミド 2mL，スルファピリジン 1g）を添加し，混和する。約60℃に冷却し，シャーレに約20mLずつ分注する。

☐CHS

〔組 成〕 ペプトン 5g，酵母エキス 2g，塩化ナトリウム 0.8g，その他塩類 7.2g，選択剤と色素混合物 4.9g，寒天 15g，精製水 1000mL，pH7.6±0.2，加温溶解後，シャーレに約20mLずつ分注する。

☐ESII

〔組 成〕 ペプトン 10g，酵母エキス 1g，塩化ナトリウム 5g，リン酸水素二ナトリウム 1g，チオ硫酸ナトリウム 1g，デオキシコール酸ナトリウム 1g，マンニット 15g，中性紅 0.03g，合成酵素基質 0.45g，ノボビオシン 0.02g，寒天 15g，精製水 1000mL，pH7.4±0.2，オートクレーブ滅菌 121℃ 15分間後，シャーレに約20mLずつ分注する。

☐SM2（市販品を用いる）

〔組 成〕 ペプトン 6.25g，トリス 0.16g，乳糖 6g，胆汁酸塩 1.5g，発色基質混合物 0.03g，塩化ナトリウム 5g，選択剤混合物 0.03g，寒天 14g，精製水 1000mL，pH7.3

確認用培地

☐TSI寒天培地

〔組 成〕 肉エキス 4g，ペプトン 15g，乳糖 10g，白糖 10g，ブドウ糖 1g，塩化ナトリウム 5g，チオ硫酸ナトリウム 0.08g，亜硫酸ナトリウム 0.4g，硫酸第一鉄 0.2g，フェノールレッド 0.02g，寒天 15g，精製水 1000mL，pH7.4±0.2，加熱溶解後，小試験管に分注してオートクレーブ滅菌 121℃ 15分間後，高層斜面とする。

☐LIM培地

〔組 成〕 酵母エキス 3g，ペプトン 12.5g，ブドウ糖 1g，L-リジン塩酸塩 10g，L-トリプトファン 0.5g，ブロムクレゾールパープル 0.02g，寒天 3g，精製水 1000mL，pH6.7±0.2，加熱溶解後，小試験管に分注してオートクレーブ滅菌 121℃ 15分間後，高層に固める。

生化学的性状確認培地，試薬等

☐シモンズ・クエン酸ナトリウム培地

〔組 成〕 リン酸二カリウム 1g，リン酸一アンモニウム 1g，クエン酸ナトリウム 2g，硫酸マグネシウム 0.2g，塩化ナトリウム 5g，ブロムチモールブルー 0.024g，寒天 15g，精製水 1000mL，pH6.7±0.2，加熱溶解後，小試験管に分注してオートクレーブ滅菌 121℃ 15分間後，斜面とする。

☐VP半流動寒天培地

〔組 成〕 酵母エキス 1g，カゼイン製ペプトン 7g，ソイペプトン 5g，ブドウ糖 10g，塩化ナトリウム 5g，寒天 3g，精製水 1000mL，加熱溶解後，小試験管に分注してオートクレーブ滅菌 121℃ 15分間後，高層に固める。

☐VP用試薬

試薬A：6% α-ナフトール・アルコール溶液

試薬B：0.3% クレアチニン加40%水酸化カリウム溶液

□チトクロームオキシダーゼ試験用ろ紙（市販品を用いる）

□ONPGディスク（市販品を用いる）

O群別確認血清

□サルモネラ免疫血清O多価，O1多価およびO群血清（市販品を用いる）

準備する器具・装置

□滅菌ハサミ	□滅菌ピンセット	□滅菌ストマッカー袋	□滅菌ピペット	□滅菌チップ
□滅菌試験管	□滅菌シャーレ	□三角フラスコ	□メスシリンダー	
□白金耳	□白金線	□滅菌装置	□ストマッカー	
□電子天秤	□pH計	□インキュベーター	□恒温水槽	

サルモネラ属菌標準試験法

　従来は食肉または殺菌液卵を対象にした異なるサルモネラ属菌の試験法が行われていたが，平成27年7月29日の改正により試験法が統一された。それに伴い，検出対象のサルモネラ属菌の定義も「硫化水素産生および非産生のサルモネラ属菌」に統一された。国際的な標準法であるISO法に準じた試験法を以下に示す。

操作方法

① 試料25gを無菌的に滅菌ストマッカー袋に入れ，37℃で暖めておいたBPW 225mLを加え，1分間ストマッカー処理し，37℃±1℃で22±2時間前増殖培養を行う

② BPWで前培養した培養液0.1mLをRV培地10mL，および1mLをTT培地10mLに接種し，恒温水槽を用いて42℃±0.5℃で22±2時間培養を行う

③ 培養後のRVおよびTT培地を攪拌し，1白金耳量を硫化水素の産生により判定する寒天培地（MLCB，DHL，XLDから1種類選択）および硫化水素産生の有無によらない寒天培地（BGS，CHS，ESII，SM2から1種類選択）に画線培養し，37℃で22±2時間培養する

④ 各分離寒天培地に形成されたサルモネラと推定されたコロニーを3個ずつ釣菌して，TSI寒天培地とLIM培地に白金線を用いて高層部に穿刺し，TSI寒天培地はさらに斜面に塗布を行い，37℃で22±2時間培養する

⑤ 定型的なサルモネラの性状と確認された菌株はO抗原の血清学的試験を行い，O抗原群を決定する

⑥ 定型的性状を示さないものや，O群型の判別ができないサルモネラは生化学的性状試験も検討する

⑦ 以上の試験から，サルモネラが検出された場合は，陽性/25gと記載する

ワンポイントアドバイス

硫化水素により判定する培地では，黒色のコロニーを形成するものをサルモネラと推定し，硫化水素産生の有無によらない培地のBGSでは無色透明で培地が赤色になったもの，CHSでは藤色，ESIIとSM2ではピンク色をサルモネラと推定する。

ワンポイントアドバイス

TSI寒天培地では，高層部黄変（ブドウ糖分解）・黒変（硫化水素産生）・ガス（気泡）産生および斜面部が鮮やかに赤変（乳糖，白糖非分解）したもの，LIM培地では，培地全体が紫変（リジン陽性），培地が混濁（運動性陽性），インドール試薬添加変化無し（インドール反応陰性）のものが定型的サルモネラの性状である。

O抗原の血清学的試験

　TSI寒天培地からサルモネラと疑われた菌株を釣菌し，スライド凝集法によるサルモネラ診断用O多価血清およびO1多価血清を用いて凝集試験を行い，凝集が見られたO群血清を用いてO群を決定する。定型的なサルモネラの生化学的性状を示したが，いずれの血清にも凝集が認められない場合はO群型別不能と認定する。

生化学的性状試験

　サルモネラは以下の試験の結果が，オキシダーゼ陰性，クエン酸陽性，VP陰性，ONPG陰性となる。

・オキシダーゼ試験：チトクロームオキシダーゼ試験用ろ紙に，非定型的サルモネラと疑われる菌株を塗布して1分以内に深青色になれば陽性となる。

・クエン酸：シモンズクエン酸ナトリウム培地に菌株を塗抹して，37℃で22±2時間培養する。培地が深青色になれば陽性となる。

・VP試験：VP半流動培地に菌株を穿刺して，37℃で22±2時間培養する。培養後，VP用試薬Aを1mL，Bを0.2mL滴下する。数分後に試薬が赤色になれば陽性，1時間後も赤色にならなければ陰性となる。

・ONPG試験：ONPGディスクを小試験管に入れ，滅菌精製水を1mL加える。新鮮な液体培養菌を1白金耳接種し，37℃で18-24時間培養する。約2時間後に液色が黄色になれば陽性となる。

サルモネラ試験法のフローチャート

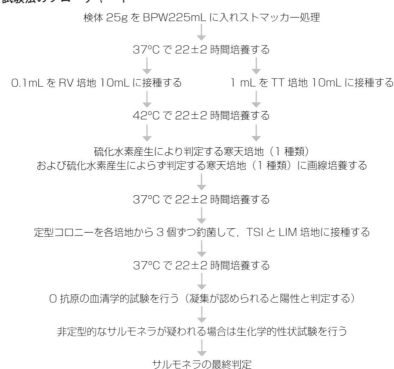

6 黄色ブドウ球菌

黄色ブドウ球菌（*Staphylococcus aureus*）は，自然界に広く分布するグラム陽性のぶどう房状球菌である。本菌は人の手指，鼻腔，咽頭などに常在しており，食品中で増殖し，エンテロトキシンを産生することにより，毒素型食中毒の原因菌の一つとなっている。特に，人の手指を介して食品が汚染されるケースが多いので，本菌による食中毒を防ぐためには食品を素手で取り扱わないようにする必要がある。

本菌は特定な食品に限らず，あらゆる食品を汚染する。そのため食品の種類に関係なく，原料や加工段階，調理器具，さらに調理人の手指等のふき取り検査を行い，調理環境における本菌の汚染実態を把握することは食品衛生上，重要である。

なお，食品衛生法では食肉製品について黄色ブドウ球菌の成分規格が定められている。

✳目　的

黄色ブドウ球菌が原因となる食中毒は，その原因の多くが調理担当者にある。一般に，健常者の40％程度が皮膚に黄色ブドウ球菌を保有していると言われているが，傷口が化膿している場合などにはすぐ気づくものの，正常な皮膚や鼻腔の黄色ブドウ球菌汚染には気づかないことも多い。そのため，黄色ブドウ球菌による食中毒を防ぐには，手指や鼻腔の定期的な検査が必要となる。そこで本実験は，皮膚および鼻腔における黄色ブドウ球菌の検出を目的とする。

📋準備する試薬・培地

☐ 滅菌生理食塩水

〔調製法〕 0.85％塩化ナトリウム水溶液を作製し，オートクレーブ（121℃・15分間）で滅菌する。

☐ 家兎血漿（ウサギプラズマ）

〔調製法〕 ウサギプラズマを 1mL 分注し凍結乾燥したもの。使用時に滅菌生理食塩水 7mL を加えて乾燥プラズマを溶解し，プラズマ溶液 0.5mL を小試験管に分注する。

☐ 卵黄加マンニット食塩寒天培地

〔組　成〕 植物エキス 3g，酵母エキス 2g，トリプトン 5g，ペプトン 5g，マンニット 10g，塩化ナトリウム 75g，ブロムクレゾールパープル 0.03g，卵黄液 25mL，寒天 14g，蒸留水 1000mL，pH7.2±

🗄準備する器具・装置

☐ 滅菌シャーレ　　☐ 滅菌メスピペット　　☐ 滅菌綿棒

☐ 滅菌試験管　　☐ マイクロピペット　　☐ マイクロピペット用滅菌チップ

☐ 電子天秤　　☐ 試験管ミキサー（ボルテックス）　　☐ インキュベーター

操作方法

① 綿棒の綿を滅菌生理食塩水で湿らせる

② 湿らした綿棒で皮膚や鼻腔から検体を採取する。皮膚の場合には，手のひら約 2×2cm 位の範囲で，綿棒にある程度力を加えて（手が少し赤くなるくらい）5〜6回皮膚表面をこする。鼻腔の場合には，粘膜を傷つけない程度に綿棒を押し付け，2〜3回こする

③ 各綿棒の先端部分を滅菌ピンセット等を用いて折り，滅菌生理食塩水の入った試験管に入れる

④ 検体の入った試験管を，試験管ミキサーでよく攪拌する

⑤ 試験管内の生理食塩水を新しい滅菌綿棒に少量吸い込ませ，卵黄加マンニット食塩寒天培地に塗り広げる

☞ 綿棒の取り扱い

綿棒に生理食塩水が吸い込まれすぎたら，試験管の内壁に綿棒を押し付けて余分な生理食塩水を除いて使用する。

☞ 手のひらからの検体の採取法

手のひらの場合は少し強めにこすらないと，皮膚表面の角質層の奥にある細菌が採取できず，培養後コロニーが全く出現しない結果になりうる。

☞ 試料の塗抹

試験管内の試料をマイクロピペットにて50〜100uL 採取し，培地上に接種してからコンラージ棒を用いて塗沫してもよい。

⑦ 検体を塗沫した培地は37℃にて，36時間培養を行う

⑧ 培養後，発育した定型的コロニーを計数する

⑨ 定型的コロニーを釣菌して家兎血漿（ウサギプラズマ）0.5mL に接種し，コアグラーゼ試験を行う

☞黄色ブドウ球菌の定型的コロニー
黄色ブドウ球菌は卵黄加マンニット食塩寒天培地上で，コロニーの周囲にパール色または乳白色の白濁環を形成する。

コアグラーゼ試験

　35.0±1.0℃で培養し，血漿凝固の有無を観察する。観察は30分間隔で4時間行い，凝固が認められなかった場合には，さらに6時間後および24時間後に観察する。コアグラーゼはウサギまたはヒトの血漿を凝固する因子で，遊離コアグラーゼと結合コアグラーゼがある。なお，コアグラーゼ試験に供する菌株は分離培養後，必ず普通寒天培地やトリプトソイ寒天培地などの非選択分離培地で純培養した菌で，しかもカタラーゼ陽性のグラム陽性球菌であることを確認したものを用いること。

第4章　微生物試験

7 腸炎ビブリオ

　腸炎ビブリオ（*Vibrio parahaemolyticus*）は，我が国における細菌性食中毒の代表的な原因菌として知られている。本菌は沿岸域の海水や海産魚介類に広く分布しており，本菌によって汚染された魚介類を喫食，あるいは二次的に汚染された食品を介して食中毒が起こる。

　本菌は，長さおよそ 1μm 程のグラム陰性通性嫌気性桿菌である。菌体の片端には一本の極性鞭毛をもち，運動性を有する。本菌は発育のため塩分を必要とし，３％の食塩水で良好な発育を有する海水細菌である。至適温度域は35〜37℃で，10℃以下では発育しない。海水中では水温が15℃以上になると増殖すると言われており，夏季の魚の水揚げに際して付着し，食中毒の原因となっている。

❋ 目　的

　生鮮魚介類やその加工品からの腸炎ビブリオの検出・計数を目的とする。通常，魚介類の体表や鰓（えら），消化管には多種類のビブリオ属細菌が付着しているが，腸炎ビブリオは白糖非分解性であるため，TCBS寒天培地上で直径約 2mm の中心部が濃緑色または緑青色の湿潤したコロニーを形成することが特徴である。これに対してコレラ菌など白糖分解菌は黄色のコロニーを形成するため，腸炎ビブリオとの鑑別は容易である。しかし，*Vibrio vulnificus*や*Vibrio mimicus*などの白糖非分解性のビブリオも腸炎ビブリオとよく似たコロニーを作るので，それらとの鑑別には耐塩性試験や生化学的性状を調べる試験を行う必要がある。

　なお，食品の成分規格において，「生食用鮮魚介類，生食用カキ，冷凍食品（生食用冷凍鮮魚介類）からの腸炎ビブリオの菌数が製品1g 当たり最確数100以下であること」および「煮かに（ゆでがに），ゆでだこでは腸炎ビブリオ陰性であること」が定められている。

🗋 準備する試薬・培地

□滅菌３％食塩加リン酸緩衝希釈液（３％ NaCl-PBS）
　〔調製法〕　無水リン酸二水素カリウム 34g を蒸留水 500mL に溶解し，1N 水酸化ナトリウム水溶液 175mL 加えて蒸留水で全量 1000mL として，pH7.2 に修正したものを原液とする。この原液 1.25mL を３％塩化ナトリウム 1000mL に加える。オートクレーブ（121℃・15分間）で滅菌する。

□アルカリペプトン水
　〔調製法〕　ペプトン 10g，塩化ナトリウム 5g，炭酸ナトリウム 2g，亜硝酸カリウム 0.1g，蒸留水 1000mL，pH8.3±

□TCBS寒天培地
　〔組　成〕　酵母エキス 5g，ペプトン 10g，白糖 20g，ウシ胆汁末 5g，コール酸ナトリウム 3g，塩化ナトリウム 10g，クエン酸ナトリウム 10g，チオ硫酸ナトリウム 7g，クエン酸鉄 1g，ブロムチモールブルー 0.04g，チモールブルー 0.04g，寒天 15g，蒸留水 1000mL，pH8.8±

□普通寒天培地
　〔組　成〕　肉エキス 5g，ペプトン 10g，塩化ナトリウム 5g，寒天 15g，蒸留水 1000mL，pH7.0±

□TSI寒天培地
　〔組　成〕　肉エキス 4g，ペプトン 15g，乳糖 10g，白糖 10g，ブドウ糖 1g，塩化ナトリウム 5g，チオ硫酸ナトリウム 0.08g，亜硫酸ナトリウム 0.4g，硫酸第一鉄 0.2g，フェノールレッド 0.02g，寒天 15g，蒸留水 1000mL，pH7.4±

□LIM寒天培地
　〔組　成〕　酵母エキス 3g，ペプトン 12.5g，ブドウ糖 1g，L-リジン塩酸塩 10g，L-トリプトファン 0.5g，ブロムクレゾールパープル 0.02g，寒天 3g，蒸留水 1000mL，pH6.7±

□VP半流動寒天培地

〔組 成〕酵母エキス 1g，トリプトン 7g，ソイペプトン 5g，ブドウ糖 10g，塩化ナトリウム 5g，寒天 3g，蒸留水 1000mL，pH7.0 ±

□Nutrient Broth

〔組 成〕肉エキス 3g，ペプトン 5g，蒸留水 1000mL

□オキシダーゼ試験用ろ紙（二塩酸テトラメチルパラフェニレンジアミン 0.2mg，アスコルビン酸 0.02mg を正方形ろ紙（5×5mm）に浸潤させたもの）

準備する器具・装置

□滅菌ストマッカー袋　　□滅菌シャーレ　　□滅菌ピンセット　　□滅菌メスピペット

□滅菌試験管　　　　　　□電子天秤　　　　□ストマッカー　　　□インキュベーター

操作方法

① 検体 25g を滅菌ストマッカー袋に入れ，3％NaCl-PBS 225mL とともに30秒間ストマッキング処理し，検体の10倍希釈液を作製する

② 検体の10倍希釈液 1mL を 3％NaCl-PBS 9mL の入った試験管に入れ，検体の100倍希釈液を作製する

③ 検体の10倍希釈液および100倍希釈液をアルカリペプトン水 10mL の入った3本の試験管にそれぞれ 1mL ずつ接種し，また検体の100倍希釈液をアルカリペプトン水 10mL の入った3本の試験管に 0.1mL ずつ接種する。

④ インキュベーターにて37℃，一夜培養を行う

⑤ 各試験管の上層の1白金耳をTCBS寒天培地に塗抹し37℃，一夜培養する

⑥ TCBS寒天培地上の腸炎ビブリオを疑うコロニーについて，下記の腸炎ビブリオ同定試験を行い，その結果，表4-5の性状を示した菌株を腸炎ビブリオと同定する

⑦ 各段階希釈した試験管の中で，腸炎ビブリオ陽性試験管の本数を最確数表に当てはめて，試料 1g 当たりの最確数を求める

☞貝類や甲殻類の殻などが含まれている場合には，ストマッカー袋が傷つくことがあるので，二重にして用いた方が安全である。または検体を細断し，PBSとともにポリ袋に入れて数分間激しく振り出し，検体としてもよい。

☞ビブリオの分離培地としてはTCBS寒天培地のほかに酵素基質を含むクロモアガービブリオ（CHROM agar vibrio）やX-VP寒天培地(日水製薬)も有用である。これらの培地で腸炎ビブリオは藤色，コレラ菌は青色，また *Vibrio alginolyticus* は白色のコロニーを形成する。

腸炎ビブリオ同定試験

チトクローム・オキシダーゼ試験

普通寒天培地で培養した菌をガラス棒または白金耳（ニクロム線は不可）でオキシダーゼ試験用ろ紙上に塗抹し，30秒以内に塗抹部が濃紫色を呈した場合は陽性と判定する。なお，塗抹してから数分後に淡青色となった場合は陰性と判定する。

薬剤感受性培地などのブドウ糖やデンプンを含む培地に発育した培養菌を用いると，菌がそれらの糖を分解した場合には培地が酸性になり，本来陽性である菌が陰性を示すことがある。そのため，オキシダーゼ試験には普通寒天培地で培養した菌を用いる。

TSI寒天培地による試験

塩化ナトリウム濃度を1%に調整したTSI寒天培地（斜面高層培地）を用いる。被検菌を白金線にて高層部に穿刺後，斜面部に塗布し，37℃で18〜24時間培養する。ブドウ糖のみの分解性は高層部の黄変により，乳糖と白糖の両方またはいずれか一方の分解性は培地全体（高層部・斜面部の両方）の黄変により，それぞれ判定する。硫化水素の産生性は高層部の黒変により，ガス産生性は高層部に発生した気泡または亀裂により，それぞれ判定する。

なお，TSI培地には3種類の糖（ブドウ糖0.1%，乳糖1%，白糖1%）が含まれている。乳糖および白糖を分解しない菌では，培養開始後の早い時期にブドウ糖が発酵されて高層部と斜面部の両方で酸が産生され，培地全体が黄色になる。しかし培養を継続するとブドウ糖が消費し尽くされ，好気的条件下の斜面部ではペプトンが分解されてアンモニアが産生されるためアルカリ性に傾き，最終的に斜面部は赤色，高層部は黄色になる。これに対して乳糖または白糖，あるいは両者を分解する菌では，乳糖あるいは白糖が発酵されて生じる酸度が菌の好気的発育によって生じるアルカリ度より強くなるため（乳糖と白糖の濃度がブドウ糖よりも多いことによる），培地全体が黄色になる。

LIM培地による試験

塩化ナトリウム濃度を1%に調整したLIM寒天培地（高層培地）を用いる。被検菌を白金線にて高層部に穿刺し，37℃で18〜24時間培養後，リシン脱炭酸能，インドール産生能および運動性の判定を行う。リシン脱炭酸能は，深部まで紫色となったものは陽性，深部は黄色にとどまり表面のみ紫色を呈したものを陰性と判定する。インドール産生能は，培養後の培地にインドール試薬を重層し，境界面が赤色となったものを陽性と判定する。運動性は，培地全体または穿刺線の周囲に広がって発育したものを陽性，穿刺線のみに発育したものを陰性と判定する。なお，インドール試薬には，コバック試薬とエールリッヒ試薬の2種類ある。

LIM培地は，リシン脱炭酸酵素の産生性，インドール産生性および運動性の3つを同時に検査できる培地で，pH指示薬としてブロムクレゾールパープル（BCP）が含まれている。本培地にリシン脱炭酸陽性菌を接種すると培地中のリシンが脱炭酸され，アルカリ性のカダベリンが産生されるため培地のpHがアルカリ側に傾き，培地全体が未接種の培地よりも明瞭な紫色を呈する。リシン脱炭酸陰性菌の場合，培地は酸性のままで表層のみ紫色，深部は黄色を呈する。

また，本培地にはトリプトファンが含まれているため，インドール陽性菌はトリプトファンからインドールを産生する。インドール陽性菌の培養後，培地にインドール試薬を重層すると同試薬中に含まれるパラジメチルベンズアルデヒドと反応してロジンドールが産生され，境界面が赤変する。インドール陰性菌は無変化である。

さらに，本培地は半流動培地であるため，運動性の判定も行うことができる。非運動性の菌は穿刺線のみに発育するが，運動性を有する菌は培地全体に発育するため培地全体が混濁する。

VP半流動寒天培地による試験

　塩化ナトリウム濃度を1％に調整したVP半流動寒天培地を用いる。VP半流動培地にはブドウ糖が含まれているため，VP反応陽性菌はピルビン酸を産生し，ブチレングリコール発酵によりアセチルメチルカルビノールを生成する。このアセチルメチルカルビノールが水酸化カリウム，α-ナフトール，クレアチンの作用により酸化され，ジアセチルになることにより赤色を呈する。被検菌を白金線にて接種し，25～30℃で2日間培養する。培養後，6％α-ナフトール・アルコール溶液を1mL，0.3％クレアチニン加40％水酸化カリウム溶液を0.2mL加えて数～15分後，培地上層部が赤色を呈したものを陽性と判定する。最終判定は1時間で行う。

耐塩性試験

　塩化ナトリウム濃度を0，3，8および10％となるように調整したnutrient brothを用いる。nutrient brothの組成は，肉エキス0.3％，bacto-peptone0.5％である。被検菌を白金線でごく微量接種し，37℃で18時間培養する。培養後，明瞭な増殖による濁りの確認できたものを陽性とする。

表4-5　腸炎ビブリオの同定（食品衛生検査指針（2004）より抜粋）

| オキシダーゼ | TSI寒天 | | | | LIM培地 | | | VP | 発育（NaCl％） | | | |
	斜面	高層	硫化水素	ガス	リシン	インドール	運動性		0％	3％	8％	10％
＋	赤	黄	－	－	＋	＋	＋	－	－	＋	＋	－

＋：90％以上が陽性，－：90％以上が陰性

8 飲料水の細菌検査

　水道水の水質は，「水道法」第4条に基づき厚生労働省の「水質基準に関する省令」に試験項目，検査方法および水質基準が規定されている。一般細菌の水質基準は検水 1mL 中100個以下で，検査方法は標準寒天培地法と定められている。また，大腸菌群の水質基準は 50mL の検水中に検出されない，検査方法は乳糖ブイヨン・BGLBまたは特定酵素基質培地法と定められている。

生菌数測定法

① 検水および希釈検水を調製する。試料水の入った採水びんを25回位十分に振り混ぜ，微生物を均等に懸濁させたものを検水とする

② 検水 10mL を取り，滅菌リン酸緩衝希釈水 90mL を加えて約25回よく振り混ぜその 1mL を取り同様に希釈を繰り返し，10倍段階希釈水を作る

③ 検水と各10倍段階希釈水各1mLずつをシャーレ2枚以上に取り，標準寒天培地約15mLを用いて混釈法に従い操作し，混釈平板とする

④ これを倒置して36±1℃，24±2時間培養する

⑤ 培養後，形成したコロニーのすべてを計測し，菌数を算出する

☞ 標準寒天培地を45～50℃に保温しておく。

☞ 1平板のコロニー数30～300個までのもののコロニー数をコロニーカウンターを用いて計測する。

☞ 水道水などの残留塩素を含む飲料水は，「上水試験方法」ではチオ硫酸ナトリウムを試料水 100mL に対して 0.02～0.05g 入れ，高圧蒸気滅菌した採水びんを用いて採取する。

☞ 給水栓から採取する場合には，しばらく放流してから採取する。

☞ 希釈水は，微生物が増殖したり死滅したりすることがあるので，室温に30分間以上放置しない。

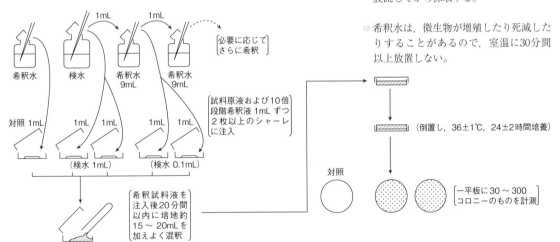

図4-26　標準寒天培地法

大腸菌群検査法

　大腸菌群検査は，LB-BGLB法あるいは特定酵素基質培地法で行い，大腸菌群の有無を判定する。

LB-BGLB法

① 水 50mL を 25mL の3倍濃度LB発酵管1本に接種して，36±1℃で24±2時間培養する

　　ガス発生（推定試験陽性）　　　　　ガス発生なし

　　　　　　　　　　　　　　さらに48±3時間まで観察

　　　　　　　ガス発生（推定試験陽性）　ガス発生なし（推定試験陰性）

② 推定試験陽性試験管の培養液から1白金耳量を取り，BGLB発酵管に移植する

③ 36±1℃，48±3時間培養する

④ ガス発生（確定試験陽性）のBGLB発酵管から1白金耳量を取り，EMB寒天地または遠藤培地に画線塗抹する

⑤ 36±1℃，24±2時間培養する

⑥ 緑色の金属光沢の定型的コロニーおよび金属光沢のない黒または暗赤色の非定型的コロニーから1コロニーずつを釣菌する

⑦ LB発酵管（標準濃度）で36±　　　　普通寒天斜面培地で35±1℃，
　 1℃，48±3時間培養する　　　　　 24±2時間培養する

⑧ 酸・ガス発生が認められる

　　　　　　　　　　　　　　グラム染色・鏡検してグラム陰
　　　　　　　　　　　　　　性，無芽胞桿菌である

　　　　　大腸菌群陽性と判定する

特定酵素基質培地法

大腸菌群の乳糖発酵性に関与する酵素 β-ガラクトシダーゼの有無で大腸菌群を判定する方法で，用いる酵素基質によってONPG法とX-GAL法に分けられる。

①ONPG法

1. 検水 50mL を 50mL 用の IPTG 添加 ONPG-MUG 培地（コリターグ L-50）1 本に接種し，培地と混合する

2. 36±1℃，24時間培養する

3. 培地が黄色であれば，大腸菌群陽性とする
   ※薄くて判定しにくい場合：陽性確認液（コンパレータ）と比較し，陽性確認液よりも濃い場合には，大腸菌群陽性と判定する

   培地が無変化または混濁すると大腸菌群陰性とする

②X-GAL法

1. 検水 50mL を 50mL 用のピルビン酸添加XGAL-MUG培地（イージーバックESコリブルー培地50）1 本に接種し，培地と混合する

2. 36±1℃で24時間培養する

3. 培地が青色から青緑色であれば，大腸菌群陽性とする
   ※薄くて判定しにくい場合：陽性確認液（コンパレータ）と比較し，陽性確認液よりも濃い場合には，大腸菌群陽性と判定する

   培地が無変化の場合は大腸菌群陰性とする

ONPGおよびXGALの合成酵素基質は，β-ガラクトシダーゼ活性を調べて，大腸菌の有無を判定できる。

大腸菌群：ONPGおよびXGALは，β-ガラクトシダーゼによって加水分解され，黄色のo-ニトロフェノールが遊離するか，または5-ブロモ-4-クロロ-3-インドリルが遊離し縮合し，青色のインジゴとなるので，培地の呈色で大腸菌群が判定できる。

大腸菌：培地には合成酵素基質のMUGが含有されているので，β-グルクロニダーゼによって加水分解され，4-メチルウンベリフェロンが遊離し，培地に波長 366nm の紫外線で照射すると培地の蛍光で大腸菌が判定できる。

これらの合成酵素基質培地は，培地の色調変化で判定するので判定が容易で，また24時間または48時間で判定でき，確定試験を必要としないので迅速である。

大腸菌群の検査は，食品衛生法施行規則の規格基準に示す培地が使用されるが，最近では特異性が高く，発色や発光により判定できる特定酵素基質を用いた培地が開発され，水質基準のための大腸菌群検査や食品の自主検査などで採用されている。LB-BGLB法に比べて簡易で迅速な対応ができて利便性に優れている。

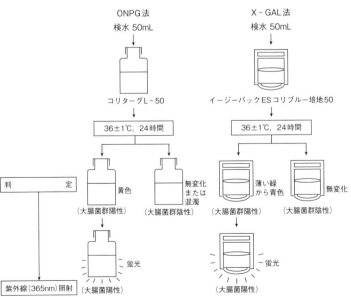

図4-27　特定酵素基質培地法

　乳酸菌は，糖類を発酵して多量の乳酸を産生するグラム陽性桿菌または球菌の総称であり，分類学的には*Lactobacillus*属，*Lactococcus*属，*Streptococcus*属，*Pediococcus*属などに含まれるものが多い。発酵乳や乳酸菌飲料製造の際のスターターとしてよく用いられる菌種として，ブルガリ菌*Lactobacillus delbrueckii* subsp. *bulgaricus*，アシドフィルス菌*Lactobacillus acidophilus*，ラクティス菌*Lactococcus lactis*，サーモフィラス菌*Streptococcus thermophilus*などがあげられる。また，哺乳動物の消化管に常在するビフィズス菌*Bifidobacterium*属も広義の乳酸菌に含められている。

　一方，乳酸菌は動物，植物，土壌など自然界に広く分布しているため食品の汚染源となる可能性もあり，特に食肉あるいは魚肉製品の変色，退色あるいはネトの原因菌となることが知られている。そのため，乳酸菌は各種食品の衛生指標細菌にもなっている。

＊目　　的

　発酵乳や乳酸菌飲料は，整腸効果がある生きた乳酸菌を含んでいることが特徴である。したがって乳酸菌数は，それらの製品の製造管理の適否を判断する指標になっており，規定菌量以上含まれていれば適正な製品と評価することができる（表4-6）。

　そこで市販発酵乳等を試料に用い，酪農乳酸菌を良好に発育させるBCP加プレートカウント寒天培地を用いた混釈法により，試料に含まれる乳酸菌数の測定を行うことを目的とする。

表4-6　発酵乳・乳酸菌飲料の規格

区分	細菌数	大腸菌群（測定条件）
発酵乳	乳酸菌数または酵母数： 1.0×10^7/mL 以上	陰性（0.1mL×2中， デソキシコレート培地法）
乳酸菌飲料 固形分3％以上	乳酸菌数または酵母数： 1.0×10^7/mL 以上	陰性（0.1mL×2中， デソキシコレート培地法）
乳酸菌飲料 固形分3％未満	乳酸菌数または酵母数： 1.0×10^6/mL 以上	陰性（0.1mL×2中， デソキシコレート培地法）

（参考：発酵乳・乳酸菌飲料の規格基準）

準備する試料

□市販の発酵乳または乳酸菌飲料

準備する試薬・培地

□BCP加プレートカウント寒天培地（plate count agar with brom cresol purple)

□滅菌希釈水

準備する器具・装置

□滅菌シャーレ　　□滅菌メスピペット

□滅菌試験管　　　□マイクロピペット

□マイクロピペット用滅菌チップ

□電子天秤　　　　□インキュベーター

ワンポイントアドバイス

BCP加プレートカウント寒天培地は発酵食品中の乳酸菌数測定に用いられる。乳等省令による発酵乳や乳酸菌飲料中の乳酸菌数測定に本培地の使用が規定されている。作り方は，市販の本培地粉末に蒸留水を加えて加温溶解後，121℃，15分間，高圧蒸気滅菌する。BCP加プレートカウント寒天培地1000mL当たりの組成は以下の通り〔pH6.9±0.1〕。
ブドウ糖1g，ツィーン80 1g，
L-システイン 0.1g，
ブロムクレゾールパープル（BCP）0.04g，寒天15g，
蒸留水 1000mL

操作方法

① 試料（発酵乳）1mL に滅菌生理的食塩水 9mL を加え，よく混和して均一化し，10倍希釈試料液とする

② 一般生菌数の測定法と同様に，10倍希釈液をさらに希釈して，100倍，1000倍，10,000倍希釈液‥‥と，段階希釈液を調製する

③ 各希釈液を2枚のシャーレに，それぞれ 1mL ずつ入れる

④ 滅菌溶解したBCP加プレートカウント寒天培地が45～50℃になってから，約 15mL ずつ各シャーレに無菌的に流し込み，混合する

⑤ 培地が完全に凝固するのを待ち，シャーレの蓋に希釈濃度を記入してから倒置して，35～37℃にて72時間培養を行う

⑥ 培養後，各培地に出現したコロニー数が30～300の希釈段階を選び，黄変したコロニーを計数し，生菌数測定法と同様に食品 1g または 1mL 当たりの乳酸菌数を算出する

ワンポイントアドバイス

市販発酵乳や乳酸菌飲料のように乳酸菌数が規定されている試料では，試料原液を希釈液で10^8レベルまで段階希釈し，そのうち10^5，10^6，10^7，10^8の各希釈試料液を培地に接種すれば十分である場合が多い。

カスピ海ヨーグルトのように中温性乳酸菌を使用した発酵乳においては，培養温度を25±1℃とする。

第5章　衛生管理手法

1．微生物の簡易検査

1 拭き取り検査法

※目　的

　拭き取り検査法は，洗浄・消毒後の調理器具，機材などの表面に付着している細菌数を測定する方法である。スタンプ法では測定が難しい曲面や凹凸のある表面，すき間などの付着菌も捕捉できる。ただし，拭き取る面が乾燥しているときはスワブを滅菌水で湿らせてから拭き取る必要がある。また，拭き取る圧力により捕捉できる菌の量が変わるため圧力一定にする必要があり，最適な拭き取り圧力は300 g前後である。ここでは市販の拭き取りキットと乾燥培地を組み合わせた細菌検査を行う。

準備する試薬

□乾燥培地（表5-1）

準備する器具・装置

□35〜37℃　インキュベーター

□400gまで量れる電子天秤

表5-1　国際的なバリデーション機関により認証された乾燥培地

フィルム状培地	形状	製造元	認証
コンパクトドライ	乾式・簡易培地	日水製薬	AOACPTM，MicroVal，NordVal
サニ太くん	シート状培地	JNC	AOACPTM
Medi-Ca	フィルム状培地	大日本製薬	AOACPTM
3Mペトリフィルム	フィルム状培地	スリーエムジャパン	AOACOMA，AFNOR等

伊藤武「HACCP制度における微生物試験法の考え方」，月刊HACCP，5，2019，pp20-24

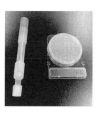

図5-1　乾燥培地（コンパクトドライ）

📖 手指の細菌の基礎知識

手指による汚染

　ヒトの手指から微生物が伝播し食品が汚染されることがある。特に食中毒や感染症などを引き起こす微生物には注意が必要である。手指は細菌，ウイルスの運び屋であると考え，家庭でも衛生学的な手洗いを心がけなければならない。手洗いを怠って起きた食中毒事件はこれまで数多く発生しており，ノロウイルス，黄色ブドウ球菌，腸炎ビブリオ，サルモネラ，赤痢菌，O-157等の病原大腸菌などが原因微生物として報告されている。

「衛生学的手洗い」と「日常の手洗い」

　日常の手洗いでは石けんなどを用いて手に付着した汚れを落とすことを目的に行われる。汚れや手指表面に付着する付着菌（通過菌）も部分的に除去ないし殺菌される。

　これに対し衛生学的手洗いは食品取扱者などを対象にした手洗いで，通過菌の完全除去と殺菌を目的に行われる。そのため，殺菌剤（消毒剤）や殺菌効果を併せ持つ洗浄剤などを用いる。その結果，手指表層の皮膚常在菌の一部も除去ないし殺菌される。

準　備

電子天秤に綿棒を300gになるよう押し当て，拭き取り圧力を覚える。

① 希釈滅菌液のボトルに絞り部があるものは絞り部（図5-3）で綿棒を指で軽く圧迫し，余分な希釈滅菌液を搾り取る

② 希釈滅菌液で湿らせた綿棒で検査対象を拭き取る
表面積が広いものは通常10×10cm（100cm²）を図5-4のように拭き取る。手指，包丁など狭いものはすべて拭き取る

③ 綿棒を希釈液中で振り混ぜ試料液を作る（綿棒部を絞り部で圧迫すると綿球に採取された試料を効率よく回収できる。）

④ 試料液を乾燥培地に一定量(1 mL)接種して指定の温度（通常35～37℃）で所定の時間（通常24～48時間）培養する

⑤ 培養後乾燥培地上に現れたコロニーまたは発色点を数えて細菌数とする

ワンポイントアドバイス

拭き取りキットには希釈液が1mLまたは10mL付属してある。10mLのものは拭き取り後，容器内で10倍希釈状態になり，また検液を様々な培地に使用できるので複数の菌を検査できる。菌数が多い場合は段階希釈する。キャップと綿棒が一体型の方が作業性がよい。

ワンポイントアドバイス

拭き取る際には綿棒全体で検体表面の微生物を捕捉するつもりで，拭き取るたびに綿棒の向きをすこし変えるようにする。

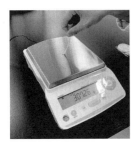

図5-2　拭き取り圧力

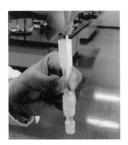

図5-3　絞り部

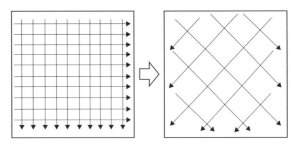

図5-4　拭き取り方

課　題

（1）「拭き取り」の際の留意点をあげてみよう。

（2）乾燥培地の利点と操作上の注意点をあげてみよう。

2 スタンプ法（コンタクト平板法）

✳ 目　的

　スタンプ法は検体表面に直接培地を接触させて表面の微生物を採取する方法である。スタンプ培地はプラスチックの容器に寒天培地が凸型に入れられ，キャップで密封されている。また，手形培地は手のひら全体に付着している微生物の汚染を検査できる培地で，手形を取るような要領で手のひらを軽く押しつけた後に培養し，細菌数をカウントする。

　ここでは，市販の検査用生培地を用いて各種細菌検査を行う。

　ただし，本方法は平らな表面の微生物汚染の評価に適しており，凹凸のある表面やまな板などの包丁傷の中，曲面や複雑な構造をした連結部分などの表面の細菌試験には本方法の使用は適さず，菌数を正確に得ることは困難である。

☁ 準備する培地等

□スタンプ培地（日本薬局方準拠）

　「DDチェッカー」（極東製薬工業㈱），「ぺたんチェック」（栄研化学㈱），

　「フードスタンプ」（日水製薬㈱），「スタンプマン」（関東化学㈱）　など

□手形培地

　「ハンドスタンプシャーレ」（㈱アテクト）

　「パームチェック」（㈱日研生物）

　「ハンドぺたんチェックⅡ」（栄研化学㈱）　など

□検体（食品，器具，機械，設備など表面が平滑なもの）

　　まな板，包丁，ボウル，バット，調理台，ふきん，冷蔵庫，スライサー　など

☁ 準備する装置

□35〜37℃インキュベーター

📖 スタンプ法の基礎知識

スタンプ培地

　スタンプ培地は検出したい細菌または真菌ごとに成分が調整された多種類の培地が市販されている。SCD寒天（一般生菌用），X-GAL寒天（大腸菌群用），TGSE寒天（黄色ブドウ球菌用），MLBC寒天（サルモネラ菌用）などがある。

　手形培地の種類にはSCD（一般細菌用），マンニット食塩（ブドウ球菌用），デソキシコレート（大腸菌群用）などがある。

食品，器具，機械，設備など表面が平滑な検体

❶ 容器の蓋を取り，直ちに検査対象物の表面に軽く押し付ける

↓

❷ 蓋を閉め，蓋に必要事項（検体名，日時，氏名など）を記入する

↓

❸ 所定の温度（35～37℃）で所定の時間（24～48時間）培養する

↓

❹ 培養後，現れたコロニー数を数え，記録する

↓

❺ 使用済みの培地は容器ごと，オートクレーブで高温高圧蒸気滅菌するか，煮沸ないし焼却，または0.1w/v％次亜塩素酸Na液に1時間以上浸漬する

手指検体

❶ 手形培地容器の蓋を取り，検査する手のひらを培地表面に密着させ手形を取る容量で軽く押し付ける

↓

❷ 蓋を閉め，容器の空きスペースなどに必要事項（検体名，日時，氏名など）を記入する

↓

❸ 所定の温度（35～37℃）で所定の時間（24～48時間）培養する

↓

❹ 培養後，現れたコロニーを観察し，記録する

↓

❺ 使用済みの培地は容器ごと，オートクレーブで高温高圧蒸気滅菌するか，煮沸ないし焼却，または次亜塩素酸Na液に1時間以上浸漬する

☞ Ten Cate基準を参考にした10cm²のコロニー数と判定表記，汚染度。

表5-2 一般生菌数のTen Cateの評価方法

コロニー数	判定表記	汚染度
0個	清潔	－
1～9個	ごく軽度の汚染	±
10～29個	軽度の汚染	＋
30～99個	中程度の汚染	＋＋
100個以上	やや重度の汚染	＋＋＋
一面*	重度の汚染	＋＋＋＋

＊コロニーとしてカウント不能な程度の菌数

ワンポイントアドバイス

押し付ける際に培地を擦る（横に引く）と寒天が破れて生育した菌が観察できなくなることがある。

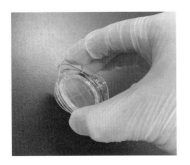

図5-5 表面が平滑な物からの採取（スタンプ培地）

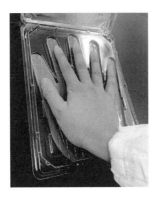

図5-6 手指からの採取（手形培地）

第5章　衛生管理手法

課題

（1）大量調理施設を想定して，スタンプ培地，手形培地を用いた微生物検査を計画してみよう。

（2）食品取り扱い現場で行われる「衛生学的手洗い」の手順を調べてみよう。

（3）皮膚常在菌について調べてみよう。

（4）手洗い洗剤と手指殺菌剤の種類について調べてみよう。

3 空中落下菌

✳ 目 的

　食品製造施設における空中に浮遊する菌は食品の腐敗，変敗の原因となることがあり，二次汚染菌の指標のひとつとして重要である。空中浮遊微生物の起源は主に土壌であり，細菌の芽胞，カビ，酵母の胞子などが多い。しばしば，汚染源の追跡や作業環境の衛生指標として利用される。ここでは，空気中より落下する細菌・真菌を一定時間・面積の寒天平板培地上に培養し，総数を計測する。

準備する培地

□細菌数測定用培地：標準寒天平板培地（シャーレ：直径9～10 cm，深さ1.5 cm）2～3枚

□真菌数測定用培地：クロラムフェニコールまたはテトラサイクリン50～100 mg/Lを添加したポテトデキストロース寒天培地（シャーレ：直径9～10 cm，深さ1.5 cm）2～3枚

落下菌法

① 測定する場所（床面から80 cmの高さ）に標準寒天平板培地を置く

② 静かにシャーレの蓋を取り正確に5分間水平に静置した後，蓋をする

③ シャーレは裏返して（寒天表面を下方に向ける）35℃±1℃で48時間±3時間培養する

④ 出現したコロニー数を数え，2枚（もしくは3枚）の寒天平板の平均値を求め，その値をその場所における落下菌数として表す

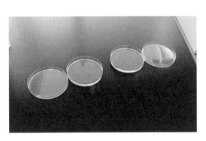

図5-7　空中落下菌の採取

真菌数

① 同様にポテトデキストロース寒天培地のシャーレの蓋を取り20分間静置した後，蓋をする

② シャーレは裏返して23.0±2℃で7日間培養する

③ 出現した微生物のコロニー数を数え，2枚（もしくは3枚）の寒天平板の平均値を求め，その値をその場所における落下菌数として表す

> **ワンポイントアドバイス**
>
> 培地の開放時間は清浄度の高低で任意に決めることがある。清浄度の高い場合は30分以上1時間以内の開放時間をとる。また測定箇所は通常部屋の四隅と中央の計5か所，広い部屋では適宜箇所を増やす。壁に近い場所は壁から30 cm離れた位置にする。

☞厚生労働省通知の各種「衛生規範」には落下菌法による生菌数と真菌数の測定法が規定されている。

☞出現した微生物の種類は，それぞれのコロニーの形態やグラム染色による観察などを行い，さらに詳細な検査によって決める。

4 エアーサンプラー

☀ 目　的

　　空中に浮遊する菌は単体で存在せず，塵埃，微粒子，水滴に付着して浮遊している。したがって，落下菌法は菌の落下速度の違いで誤差が生じるため空中浮遊菌を定量的に捕捉するにはエアーサンプラーのような空気を一定時間吸引して標準平板培地表面に吹き付ける（衝突法）必要がある。

🫕 準備する培地

　□細菌数測定用培地：標準寒天平板培地

　□真菌数測定用培地：クロラムフェニコールまたはテトラサイクリン50～100 mg/Lを添加したポテトデキストロース寒天培地

🫙 準備する器具・装置

　□エアーサンプラー（ISO-14698-1，JIS-B9918など適合）

　　「メルクエアサンプラー　MAS100ECO」（メルク（株））

　　「エアーサンプラー ES-100」（シスメックス（株））

　　「AIR IDEAL 3 P」（日本ビオメリュー（株））など

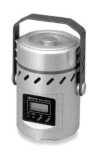

図5-8　エアーサンプラー（メルクエアサンプラー MAS100Eco）

衝突法

① 測定しようとする場所にエアーサンプラーを置く（床下50 cm 以上，150 cm以下に設置）

↓

② 吸引量（例：100 L/分×1 分間）をセットし，捕集蓋を開ける

③ 標準寒天培地およびポテトデキストロース寒天培地表面を上にしてシャーレの蓋をしたまま支持台に置く

④ 静かにシャーレの蓋を取り，捕集蓋を閉める

⑤ サンプリングヘッドの角度を空気に流れの方向に合わせる

⑥ 埃よけカバーを取り除いて吸引をスタートする

⑦ サンプリングが終了したらサンプリングヘッドを開け，シャーレの蓋を戻して寒天培地シャーレを取り出す

↓

⑧ シャーレは裏返して（寒天表面を下方に向ける），37℃，24時間培養する

↓

⑨ 出現した微生物のコロニー数を数え，2枚の寒天平板培地の平均値を求め，その値を，その場所における空気サンプリング量（例：100 L）あたりの菌数として表す

📖 課　題

（1）空中浮遊微生物の種類と代表的な菌をあげてみよう。

5 蛍光染色法

☀目　的

　蛍光染色法は，蛍光試薬で食品中の菌の細胞を染色し，蛍光発光点を蛍光顕微鏡などでカウントすることで一般細菌数を計測する。細菌内の DNA や RNA の核酸と特異的に結合する蛍光染色試薬を用いて蛍光染色し，フィルターでろ過した後，フィルター上の微生物を蛍光顕微鏡下で直接計数する全菌数直接計数法あるいは直接落射蛍光フィルター法と呼ばれる方法が最近急速に普及しつつある。食品製造の衛生管理のため細菌の迅速検出が求められており，培養法では細菌がコロニーを形成し検出するまでに24〜48時間かかるところ，蛍光染色法では15分で細菌を迅速に検出することができる。また，培養法の条件下では培養できない低温性菌，高温性菌，嫌気性細菌，好酸性や好アルカリ性菌を捉えることができるという利点もある。

🧴準備する試薬

□蛍光色素試薬

　試薬A液（蛍光色素：カルセインなど）：細胞内エステラーゼ活性により蛍光発光する

　試薬B液（蛍光色素：P. I，エチジウムブロマイドなど）：正常な細胞膜を細胞には透過せず，死細胞や損傷した細胞膜のみ透過し核酸を染色する

　試薬C液：菌の染色を補助する

🧪準備する器具・装置

□バクテスター（NPC），バイオプローラー（光洋産業），TM-LAB（槌屋），rapisco（シバサキ）など（日本薬局方 準拠）

□ボルテックスミキサー

□シリンジ，カートリッジ，フィルター，スライドガラス

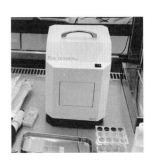

図5-9　バクテスター

実験方法（例：バクテスター）

❶ 試験管に検体を入れる

❷ 蛍光試薬A・B・Cをそれぞれ0.3 mL加えて撹拌し，5分間静置する

❸ フィルターをカートリッジにセットする

❹ カートリッジをシリンジに取り付ける

❺ 検体をシリンジに移す

❻ 検体をフィルターでろ過，染色した菌を捕捉する

❼ フィルターをスライドガラスに固定するため，生理食塩水をスライドガラスに1滴滴下する

❽ 取り出したフィルターをスライドガラスに乗せる

❾ バクテスターにセットし，細菌数を計測（菌数と画像が表示される）

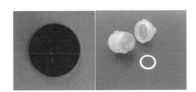

図5-10　フィルターとカートリッジ

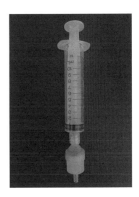

図5-11　カートリッジ付きシリンジ

▷ワンポイントアドバイス

細胞を撹拌するときに，強く撹拌すると細胞が壊れることがある。

6 電気フィルター法

※ 目的

　電気フィルター法は，食品・飲料に含まれる様々な成分と微生物を電気特性と流体制御により分離し，微生物を電気フィルターに捕捉する。食品検体液は，電気フィルター内のマイクロ流路を流れ，そこで特定の周波数の電圧で印加され，その周波数に応答する微生物は電極間に引き寄せられる（図5-12）。食物成分残渣はそのまま流れていく。捕捉した微生物のサイズと形状を画像解析することで微生物を認識し微生物数を計測する。蛍光染色法と同様に非培養迅速検査法で，非染色で短時間定量的に微生物を検出することができる。

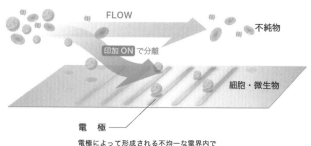

電極によって形成される不均一な電界内で
細胞は特定の周波数帯に応答して移動

図5-12　電気フィルター法の仕組み

準備する装置

□ELESTA PixeeMo（AFIテクノロジー）

実験操作

① 固体・粉体・粘性体は専用バッファで10倍希釈
　液体および10倍希釈液はさらに専用バッファにて置換する

↓

② エレスタチップを装置本体にセットする

↓

③ 10mLサイズのシリンジに3mL試料を吸引する

↓

④ 試料を入れたシリンジを本体のシリンジホルダーにセットする

↓

⑤ 電極の線がはっきり見えるようにピントを合わせる。サンプル試料液がエレスタチップに送液され微生物の分離・捕捉が行われる

↓

⑥ 捕捉完了後，自動的に画像が撮影され，画像解析により微生物数が計測される

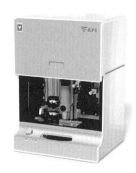

図5-13　PixeeMo

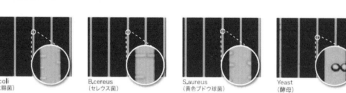

図5-14　電極により分離された菌

課題

　培養不能菌（VNC: viable but not-culturable）にどんなものがあるかあげてみよう。

2．清浄度検査

　食品の製造や給食施設の現場では，食品を安全に速やかに提供するために，洗浄殺菌後の微生物や食品残渣の検査を行っている。ATP測定法，たんぱく質測定法により，簡易・迅速に洗浄度を測定することができる。

1 ATP測定（生物発光分析）法

※ 目　　的

　ATPはすべての生物に存在し，食品残渣にも存在する。食品製造環境や調理従事者の手指に洗い残された微生物や食品残渣のATP量を計測することで洗浄度の検査とすることができる。ATP測定法は，数分で検出可能な迅速・簡便法である。測定には「ATP拭き取り検査キット」が簡便に使われ，平滑な広い面積の表面だけでなく，凹凸した表面や曲部，隙間などにも適用できる。

準備する検体等

☐ ATPふき取り検査キット

　「ルミテスター Smart」（キッコーマン㈱）

　「ルシフェライトLF-100」（日水製薬㈱）

　「AccuPointアドバンス」（エア・ブラウン㈱）

☐ 検体（調理台，調理器具，まな板，包丁，冷蔵庫の取っ手，蛇口，指先など）

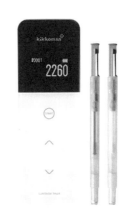

図5-15　ATPふき取り検査キット
（キッコーマン「ルミテスター Smart」）

清浄度測定

① 給食施設，調理実習室など食品を取り扱う施設の器具，機械，設備の表面のATP量（単位：RLU）を測定する（ふき取り法，測定法は検査キットの取扱説明書に準じて行う）

↓

② 評価基準（表）を参考に，基準より高い場合は再洗浄し，再度ATP量（RLU）を測定する

手指の洗浄効果測定

① 片手（右手）をふき取りデバイスでふき取り，ATP量（RLU）を測定する

↓

② 手を洗剤で洗浄し，ペーパータオルで水分をよくふき取る

↓

③ もう片方の手（左手）のふき取りをしてATP量（RLU）を測定する

☞生物発光分析の原理等はp.138を参照。

ワンポイントアドバイス

手指のふき取り方は以下の通り。

　a．手のひらのしわが伸びるように力を入れて手を開く。

　b．手のひらの部分を6往復，縦・横・縦と3回ふき取る。

　c．次に指の部分を1本ずつ各2往復指に沿ってふき取る（5本分）。

　d．次に指先から指先へと指の側面をなぞるように指の間を1往復ふき取る（4箇所）。

　e．次に指の先，爪部（つま先）を1往復ふき取る（5（本）箇所）。

　※ふき取る際は，綿棒の先が変形するくらいの力を入れてふき取る。

📖 ATP量の測定①

　ATP：Adenosine triphosphate（アデノシン三リン酸）はあらゆる生物の細胞内にあり，生合成に関わるエネルギーを供給する大切な役割を担う物質である。細菌1個当たりのATP含量はほぼ一定であるのでATP量と細菌数には相関がある。したがってATP量を測定することで細菌数をある程度予測できる。なお，細菌が死滅するとATP量は減少するが，植物や動物の細胞内のATPは比較的安定で食品残渣（よごれ）のATPも微生物由来のATPと同時に測定される。すなわち，「ATPが存在する」ということは，「生物，あるいは生物の痕跡が存在する」証拠となる。

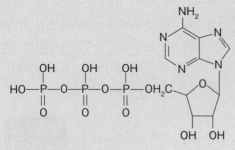

図5-16　ATP（adenosine triphosphate）

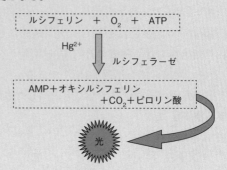

図5-17　ホタル腹部発光器の中での酵素反応

📖 ATP量の測定②

　ATP測定はホタル腹部の発光器の中で起きている酵素反応を利用している。試薬中にルシフェリンという化合物が含まれ，これがATPと酸素（O_2）の存在下で，ルシフェラーゼ（酵素）と反応し光を発する（発光反応）。ATP量が多ければ発光量も多くなり，RLU（Relative Light Unit）という単位で表示される。

　測定は約10秒ででき，ふき取ってから1〜2分で結果が出る。RLU値が基準より高ければその場で再洗浄，再殺菌処理といった処置ができる。

表5-3　評価基準の例

検査対象	基準値（RLU）	判定	対処
手指	1500以上	不合格	再洗浄
	1000以上	要注意	再洗浄または口頭注意
	1000未満	合格	——
冷蔵庫取っ手，はさみ，スライサーの刃，まな板，包丁，布巾，調理台	1000以上	不合格	再洗浄
	500以上	要注意	再洗浄または口頭注意
	500未満	合格	——
ボウルザルバット	300以上	不合格	再洗浄
	100以上	要注意	再洗浄または口頭注意
	100未満	合格	——

🔺 課　題

（1）クラス全体の結果を記録し，その結果からATP法による手指の清浄度検査における問題点，注意点を考察しよう。

（2）ATP法による手洗い教育の方法を提案してみよう。

② たんぱく質測定法

❋ 目　的

　　食品中のたんぱく質は，微量でも反応し測定可能であることから食品の残渣のたんぱく質を汚れとして判定することで微生物の汚染を間接的に判定できる。たんぱく質測定法は，食品製造設備の清浄度を綿棒でふき取るだけで瞬時に判定でき，綿棒等のふき取り器具と試薬がセット化され簡易なものが開発されている。製造現場の作業者は簡単に検査ができ，残留たんぱく質を目視で判別できるため，全ての施設において衛生意識の向上・食中毒を想定される事前対策に活用できる。反応は鋭敏で微少のたんぱく質量でも発色し，その色調変化を観察し清浄度を評価する。測定キットは数分以内に測定でき，その場で測定し評価できる迅速測定法である。

🏺 準備する検体等

□たんぱく質検出キット

　「プロチェックE-W」(㈱日研生物)，「クリーン DoⅡ」(コロナ技研工業㈱)　など

□検体：(調理台，調理器具，まな板，包丁，冷蔵庫の取っ手，蛇口など)

プロテクトE-W（オールアルミ）測定法

　　たんぱく質検出キット「プロチェックE-W（オールアルミ）」を
例に手順を示す。

❶　検出キットを真ん中で切り離す

❷　検査箇所に綿球を強くこすりつけ，一定の面積（通常 10×10cm）を
　ふき取る

❸　陽性なら綿棒の色が黄色から，緑～青緑色に変色する。瞬時に結果判
　定（陽性＝残留たんぱく質あり）

❹　綿球の使用していない方で別の検査箇所を検査する

❺　反対側の綿棒を利用し，❷の方法で検査箇所をふき取る
　　＊1本で2箇所の検査が可能

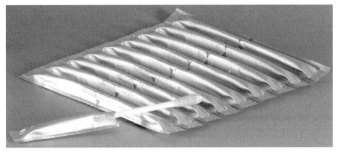

図5-18　プロチェックE-W (㈱日研生物)

表5-4　プロチェックE-W測定法による判定

強陽性	発色液が強く青緑変
陽性	発色液が青または緑
	綿球の擦過した部分が青緑変
	発色液中に青い沈殿物，青緑色の浮遊物が存在
	発色液が完全もしくはわずかに脱色
陰性	発色液が変色しない
	綿球が変色しない

クリーン Do Ⅱ 測定法

① キャップをはずして綿棒を取り出す。洗浄度をチェックしようとする場所が乾燥している場合は，清潔な水道水で湿らせ，よく振って余分な水分を除く

② 洗浄度をチェックしようとする場所を綿棒の先端で強く拭き取る。綿棒をキャップに戻し，バージンシールを剥がした後，先端の反応キャップを押し込む

③ 反応キャップを半周回し，軽く振って発色液をチューブ側に落とす

④ 1～2分後に発色液を軽く振り混ぜてから，判定する

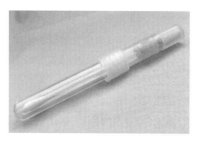

図5-19　クリーン Do Ⅱ

	タンパク 10μg	タンパク 20μg	タンパク 50μg	タンパク 100μg	タンパク 200μg	タンパク 500μg	タンパク 1000μg
クリーンDoⅡ	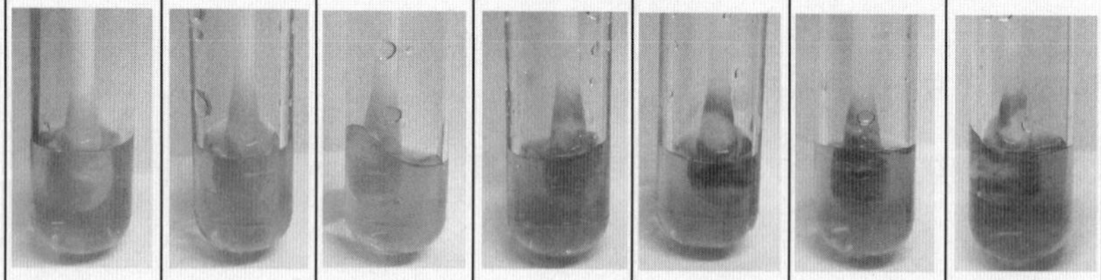						

汚染が少ない　　　　　　　　　　　　　　　　　汚染されている

図5-20　クリーン Do Ⅱ 感度表 (コロナ技研工業 (株))

📖 たんぱく質測定法

　　たんぱく質測定法は汚染度や洗浄度を迅速に評価する方法の1つである。微生物検査と異なり結果がその場で判定できる。食品取扱環境のたんぱく質の有無を調べることで汚染状況を即座に知ることができ，また汚染が存在するところは微生物学的な汚染リスクも高いので，作業衛生環境を向上できるツールとして活用できる。経験的な現場作業監督者による目視確認ではなく，科学的検出法による客観的な測定法であり，誰にでも活用できる。

🔍 課　題

（1）たんぱく質測定法をATP測定法や微生物検出法と比較してその利点と欠点を述べよう。

3. 食中毒事件対応

① マスターテーブル法（原因食品推定法）

✳ 目　的

　食中毒が発生した場合，原因となった食品が何であるかを推定する。患者集団（受診者，入院者，菌検出者，特定の症状を有する者，特定の期間の発生者等）と，コントロール集団（給食，宴会食，仕出し等の共通食を喫食した健康者，同一社会集団の健康者，同一時期に異なる原因で食中毒症状を示した者等）の喫食状況を調査し，リスク比，オッズ比，信頼区間，χ^2（カイ２乗）検定などにより，原因食品を推定する。

　食中毒の原因食品を統計学的に推定するために個々の食品で食べた人，食べなかった人，発症者，非発症者の数および率を示す表を作成する。この表はマスターテーブル（master table：点呼表）と呼ばれる。この表に基づき，原因食品を推定するには，食べた人と食べなかった人との間で発症率に差のある食品に注目して，両者の発症率を統計学的に検定し有意差を調べる。この有意差検定にはχ^2（カイ２乗）検定が使用される。

マスターテーブル法

① 患者群が共通に飲食する機会のあった食品について喫食調査を行う

② マスターテーブルを作成して，対照群に比べて患者群の喫食率（発症率）の高い食品を見つけだす

③ 食べた人と食べない人の発症率に統計学的な有意差（危険率１％以下）があるか，χ^2検定を行う

④ χ^2値が6.63より大きければ食べた人と食べない人の発症率に有意な差があると判定する

⑤ その食品は食中毒の原因食品としての強い容疑をもつと考えられる

⚑ ワンポイントアドバイス

化学分析，細菌学的検索によって原因物質，原因菌を検出し，原因物質を確定する。たとえ原因物質が特定されていなくても疫学調査により食中毒の原因が推定された場合には，被害拡大を防止するため，法に基づく必要な処分または指導が行われることがある。

マスターテーブル法（原因食品推定法）の例

　ある地域で食中毒患者が発生する事件があった。調査の結果，この25人は某家の会食に一緒に出席した以外，共通の食品または水を飲食する機会のなかったことがわかったので，その会食が原因と考えられた。そこで，その時に供された会食の各食品の喫食状況を出席者全員（51名）について調査した結果，表5-5のような成績となった。

表5-5　食中毒における原因食品推定法の一例

食 品 名	食べた人				食べない人			
	発症者	非発症者	計	発症率 %	発症者	非発症者	計	発症率 %
煮 物 A	13	10	23	56.5	12	16	28	42.9
煮 物 B	14	13	27	51.9	11	13	24	45.8
め ん 類	11	9	20	55.0	14	17	31	45.2
か ず の 子	13	11	24	54.2	12	15	27	44.4
刺 身	13	9	22	59.1	12	17	29	41.4
焼 魚*	18	7	25	72.0	7	19	26	26.9
吸 物	13	12	25	52.0	12	14	26	46.2
酒	8	11	19	42.1	17	15	32	53.1

食品ごとに食べた人と食べなかった人の発症率を比較すると，焼魚のみ統計学的有意差が得られる。この場合，焼魚を食べなかった人に比べ,食べた人の発症率が高く,焼魚が原因食としてもっとも疑わしい。焼魚を食べていない人にも発症者がいることは論理的に矛盾するが，これは本人の記憶違い，あるいは調理，盛りつけなどの過程で焼魚からほかの食品へ汚染が起こったと考えられ，例外もあることを示唆する。

表5-6　焼魚の喫食有無別発症率の有意差検定（χ²検定）

| | 発症 | | 計 |
	あり	なし	
喫食あり	18	7	25
喫食なし	7	19	26
計	25	26	51

$$\chi^2 = \frac{(|18 \times 19 - 7 \times 7| - 51/2)^2 \times 51}{25 \times 26 \times 25 \times 26} = 8.64$$

　自由度＝1，危険率＝ρ＝0.01のχ^2値は6.63であるので，発症率の差は$\rho<0.01$で有意。つまり，焼魚のχ^2値が8.64で，6.63より大きな値なので食べた人と食べない人の発症率に有意な差があると判定する。

📖 マスターテーブル法

　マスターテーブル法では患者群と，それと同一曝露集団に属していながら発症しなかった者からなる対照群にどのような違いがあるかを探す。一般には，患者群と対照群が何を食べて何を食べなかったかを比較するが，飲食の機会を特定することが難しい場合がある。信頼できる飲食機会が特定できない場合は中毒症状，潜伏期間と患者の広がり具合（流行規模）を考慮して調査する。

　機会が特定できなければ，仮説要因としての食品数が多くなり，時間的に古くなれば記憶が定かでなくなる。調査内容は回答者の負担や記憶能力を考慮して決めなければならない。

📖 χ²検定と計算式

２つの属性（いずれも「あり」または「なし」）が独立であるかどうかの検定

| | | 属性2 | | 計 |
		あり	なし	
属性1	あり	a	b	a＋b
	なし	c	d	c＋d
	計	a＋c	b＋d	（a＋b＋c＋d＝n）

帰無仮説　属性1（例えば，喫食）「あり」と「なし」で，属性2（例えば，発症）の出現確率は等しい。次式によりχ^2（カイ2乗）値を求め，$\chi^2 > 3.84$ならば有意水準5％で，$\chi^2 > 6.63$ならば有意水準1％で帰無仮説を棄却し，属性1と属性2に有意な関連があると判断する。

$$\chi^2 = \frac{(|ad - bc| - n/2)^2 n}{(a+c)(b+d)(c+d)(a+b)}$$

注1　式中のn/2をイェーツ（Yates）の補正項という。この項をいれると結果が保守的（有意に出にくい）になるが，一般に入れておく方が無難である。

（1）以下のマスターテーブルから χ^2 検定を使って原因食品を推定してみよう。

[食べた人]

食品名	発症者	非発症者	計	発症率%
おにぎり	18	19	37	48.6
だし巻き卵	11	12	23	47.8
ほたて貝照焼き	15	13	28	53.6
鶏肉照焼き	12	10	22	54.5
ポテトサラダ	19	6	25	76.0

[食べなかった人]

食品名	発症者	非発症者	計	発症率%
おにぎり	7	6	13	53.8
だし巻き卵	13	14	27	48.1
ほたて貝照焼き	10	12	22	45.5
鶏肉照焼き	11	17	28	39.3
ポテトサラダ	6	19	25	24.0

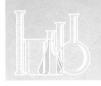

第6章　食品中のアレルゲン検出試験

1．食品中のアレルゲン検出方法と原理

　食品中のアレルギーを誘発する物質（アレルゲン）は，深刻な健康被害をひき起こす可能性があるため，正確に検出し，食品に表示することは重要である。しかし，食品中のアレルゲンは，数ppm（μg/g）オーダーでの検出が必要であるうえにアレルゲンはたんぱく質であることから，調理や加工工程での変性を受けて抗原性が変化するため，正確な検出や定量は容易ではない。

　アレルギー物質を含む特定原材料の表示は義務表示であることから，検査法自体と，検査機関や検査者の両面において信頼性を確保する必要がある。「アレルギー物質を含む食品の検査方法について」（平成22年9月10日消費者庁通知286号；平成26年3月26日消食表第36号で一部改正）では，免疫的手法を用いた検出方法としてELISA（enzyme-linked immunosolvent assay）とウエスタンブロット法，原材料の生物種由来のDNAを検出するPCR法が採用されている。現在，日本国内で入手が可能な食品中のアレルゲン検出用キットを表6-1に示した。

表6-1　食品中のアレルゲン物質検査キット　　　2022年4月現在

1．定量キット（ELISA法）：試験室間のバリデーション済み	
FASTKITエライザVer.Ⅲ	日本ハム㈱中央研究所
モリナガFASPEKエライザⅡ	㈱森永生科学研究所
アレルゲンアイELISAⅡ	プリマハム㈱基盤研究所
甲殻類キットⅡ「マルハニチロ」	マルハニチロ㈱
2．定性キット（ウエスタンブロット法）：試験室間のバリデーション済み	
モリナガFASPEKウエスタンブロットキット	㈱森永生科学研究所
3．イムノクロマト法キット（簡易キット）	
FASTKITスリム	日本ハム㈱中央研究所
ナノトラップ®PROⅡ	㈱森永生科学研究所
アレルゲンアイ®イムノクロマト	プリマハム㈱基盤研究所
えびかにキャッチャー「マルハニチロ」	マルハニチロ㈱

　一方，特殊な器具や装置を使用することなく短時間で食品中アレルゲンを検出する簡便法として，イムノクロマト法（ラテラルフロー法）も開発されている。本法は簡便な方法であるため，食品自体の検査だけではなく，食品製造工場での製造ラインのふき取り検査にも使用されている。

　ここでは，①食品中のアレルゲン測定の仕組みを学習することに主眼を置く，②免疫的手法による食品衛生検査はアレルゲン検査だけではなく衛生細菌や毒素の検出にも広く使われる方法である，③特殊な設備を用いないで比較的平易に行うことができる，という観点から，イムノクロマト法を用いたアレルゲン検出法について具体的な方法を記載する。

2．イムノクロマト法（ラテラルフロー法）

　イムノクロマト法は，免疫クロマトグラフィー（Immuno-chromatography）法という名称を省略したものである。この方法は，サンプル液が毛管現象により検査に使うストリップ上を横方向に移動することから，ラテラルフロー（Lateral flow）法と呼ばれることもある。

イムノクロマト法による食品中のアレルゲン検出の原理を図6-1に示した。抗体に結合した金コロイドやラテックスコロイド粒子がアレルゲン存在下で不安定になり，凝集し発色するという原理を用いたものである。イムノクロマト法の特徴は，テストラインとチェックラインの二つの検出箇所における反応の組み合わせでアレルゲンが検出されたことを確認することである。つまり，チェックラインが＋の条件下においてテストラインが＋の場合は「アレルゲン検出」，－の場合は「アレルゲン不検出」と判定する。

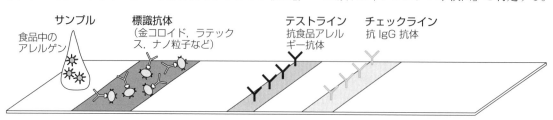

① ストリップの末端にサンプルをスポットするラインがあり，決められた方法で抽出・希釈したサンプルを決められた量スポットする。サンプル液は，ストリップ上を拡散し，アレルゲンに特異的なコロイド標識抗体がスポットされているテストラインに到達する。アレルゲンが存在していた場合は，アレルゲンとコロイド標識抗体が結合する。アレルゲンが存在しない場合は，コロイド標識抗体が単独でストリップ上を移動する。

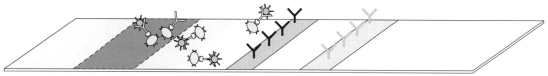

② サンプル液は横方向に拡散し，テストラインに到達する。テストラインにはあらかじめアレルゲンと結合する抗体が吸着しており，コロイド標識抗体と二つ目の抗体が結合し巨大分子となるため，コロイドが凝集し発色する。アレルゲンがない場合は，①でコロイド標識抗体にアレルゲンが結合していないので，二つ目の抗体と結合できず，コロイド粒子による発色は起こらない。

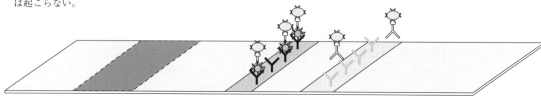

③ サンプルはさらに横方向に拡散し，IgG特異的な抗体があらかじめ吸着されているチェックラインに到達する。このラインでは，コロイド標識抗体自体とIgG特異抗体が反応する。そのため，コロイド標識抗体がアレルゲンと結合していなくても，発色が起こる。チェックラインは，ストリップ上をサンプル溶液がきちんと拡散したことを証明する（実験が正しく行われたこと）を確認するための陽性対照のラインである。

図6-1 イムノクロマト法（ラテラルフロー法）の原理

✳ 目　的

　　イムノクロマト法キットを用いて，食品中のアレルゲン物質を検出する。

準備する試料

　　□検査する食品（加工食品（インスタントスープ，レトルト食品，カップ麺，冷凍食品ほか）や弁当，
　　　惣菜など：カップ麺や弁当，惣菜の場合は1食分全てを均質化する）

準備する試薬

　　□イムノクロマト法用テストキット（表6-1参照）を目的に応じて選択する。

準備する器具・装置

　　□フードプロセッサーやミルミキサーなど（装置の洗浄はp.5の「④器具の洗浄と保管」を参照）

　　□ホモジナイザー（ディスパーサー）　　□遠心分離機　　□メスシリンダー（50mL容）

　　□ディスペンサー（1000µL用，200µL用）とチップ　　□（使い捨て）50mL遠心チューブ

　　□ろ紙　　□pH試験紙または簡易型pH測定器

実験操作

[前処理]

「アレルギー物質を含む食品の検査方法について」によると，検査対象は以下の原則で前処理することとされている。

① 1包装を1単位とし，1単位すべてを均一化したものを試料とする。幕の内弁当のような多数の食材が含まれる食品は弁当全部を，カップ麺や納豆などは付属品（カヤク，たれなど）もすべて添加したうえで均一化する（下記の「均一化が必要なサンプル」に相当する）。

② 可食部のみを対象とする。

③ 食品試料の形態にかかわらず重量測定によって採取する。

④ アレルゲン物質の混入（コンタミネーション）を防ぐために，試料調製と検査は区切られた部屋で行う。

⑤ コンタミネーションを防ぐために繰り返し使用する器具（フードプロセッサー，粉砕機など）の洗浄には細心の注意を払う（p.5の「1 ガラス器具・金属器具などの洗い方」を参照）。

また，各キットで使用している抗体の特異性が異なり，キットごとにアレルゲン抽出条件が最適化されているため，食品試料を均質化物にした後のアレルゲン物質の抽出は，各キットに添付のアレルゲン抽出液を用いて行う必要がある。

以下，「FASTKIT スリム」に記載されている方法を説明する。

① フードプロセッサーで食品を全量粉砕し，均質化物にする（均一化が必要なサンプルの場合）

② 50mL 容の遠心チューブに均質化物を 2g 計量する（均質化されたサンプルや均一性の高い試料はこの項目から操作を開始する）

③ キットに添付されている抽出用緩衝液 38mL を加え，溶液のpHが中性であることをチェックする。必要に応じて，pH6.0〜8.0になるように 1 N NaOHを添加する

④ ホモジナイザーで30〜60秒の粉砕を，3回繰り返す

⑤ 3,000×g，20分遠心分離をする

⑥ 上澄液に浮遊物がある場合は上澄液をろ紙でろ過する

⑦ 冷蔵保存していたストリップを取り出し，アルミ包装に入れたまま室温に戻す

ワンポイントアドバイス

食品中のアレルゲン検出は，一般成分量を測定する場合と異なり，検出しなければならないアレルゲンの量が文字通り桁違いであることに注意する必要がある。遠心チューブやチップ等，使い捨ての器具があれば使用することを推奨する。繰り返し使用する器具は，他の食品のコンタミネーションがないように丁寧に洗浄を行う（p.5の「1 ガラス器具・金属器具などの洗い方」を参照）。また，作業も使い捨ての手袋を着用して実施することが望ましい。

ワンポイントアドバイス

現在の科学では，食物アレルギーを起こしうる食物アレルゲンの量は数μg/gとされている。この，数μg/gという数字は感覚的に量比が理解しにくい数字である。例えば家庭の風呂が 200L とすると，これに塩 1g（小さじ1杯の塩は約6g）を溶解した場合は 5μg/g であり，アレルゲンの低濃度検出をイメージすることができる。

⑧ ストリップをアルミ包装から取り出し，水平な台に置く

↓

⑨ 試料滴下部に⑥で調製した試料100μLをディスペンサーで滴下する

↓

⑩ 室温で15分間放置し，判定を行う

↓

⑪ アレルゲン検出の判定は，表6-2のマトリックスで行う

**表6-2　テストラインとチェックライン
　　　の反応と結果の判定**

		テストライン	
		＋	－
チェック ライン	＋	アレルゲン 検出	アレルゲン 未検出
	－	実験の不備	実験の不備

📖 イムノクロマト法を用いた他の食品検査キット

　イムノクロマト法は簡便であるため，食品中のアレルギー物質検査だけではなく，食品衛生の広い分野で使われている。病原微生物（腸管出血性大腸菌，サルモネラ菌，リステリア菌，カンピロバクター，その他）の検出，ベロ毒素やカビ毒（アフラトキシン，デオキシニバレノール）を直接検出するキットなどが市販されている。

　また，遺伝子組換え作物に組み込まれた酵素やたんぱく質に対する抗体を用いた遺伝子組換え食品を簡便に検出するためのキットも市販されている。

課　題

　食品中のアレルゲン測定を行ったら，食品中のアレルギー表示に関する法律についても学習してみよう。食品中のアレルギー表示については消費者庁のホームページ（https://www.caa.go.jp/policies/policy/food_labeling/food_sanitation/allergy/）で常に新しい情報がアップデートされている。

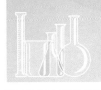

第7章　分析機器の原理

1．ガスクロマトグラフ法（Gas Chromatography）

　ガスクロマトグラフィーは，気体を移動相として，固体または液体をコーティングした固定相を充てんしたカラムの中に試料を通すことにより，試料中の成分を分離して定性および定量分析する方法である。試料として用いることができるものは，気体もしくは加熱することで気化する物質である。

📒 **準備する試薬**

　□ ガス（キャリヤーガスとして，ヘリウム，窒素，水素，アルゴンなどが用いられる）

📋 **準備する装置**

　キャリヤーガス導入部，流量制御装置，試料導入部，カラム，恒温槽，検出器および記録計からなる（図7-1）。

　カラムには，充てんカラムとキャピラリーカラムがあり，充てんカラムには，充てん剤を不活性な金属，ガラス，合成樹脂などの管に充てんしたもの（内径 2～4 mm，長さ 1～5m）が用いられる。

　ガスクロマトグラフィー用の充てん剤には，気-固クロマトグラフィー用と気-液クロマトグラフィー用があり，前者にはシリカゲル，活性炭，活性アルミナのほか，多孔質ポリマーなどが，後者には担体のケイソウ土に液体をコーティングしたものが用いられる。

　キャピラリーカラムとしては，溶融シリカ製のものが用いられ，管の内側に固定相を均一に塗布したもの（内径 0.10～0.75mm，長さ 10～105m）が用いられる。

　検出器には，水素炎イオン化検出器（FID），アルカリフレームイオン化検出器（AFID），炎光光度検出器（FPD），電子捕獲型検出器（ECD），熱伝導度検出器（TCD），質量分析計（MS）などがある。このうち最も広く，一般的に用いられているのが水素炎イオン化検出器で，多くの有機物を高感度に検出できる特徴をもつ（図7-2）。

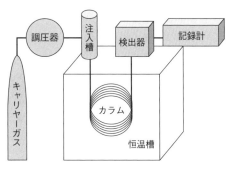

図7-1　ガスクロマトグラフの模式図

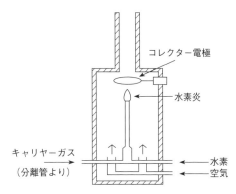

図7-2　水素炎イオン化検出器

操作方法

　試料に適したカラムを選定し，キャリヤーガスの流量，試料導入部・検出器・恒温槽の温度等を設定し，目的とする成分のピークが他の成分のピークと十分に分離するような条件に調整する。

　試料をマイクロシリンジを用いて試料導入口から注入し，得られたクロマトグラムのピーク面積あるいはピーク高から試料中の目的成分量を算出する。なお，ピーク面積は，半値幅×ピーク高で求められるが，最近では記録計が自動的に計算して算出する（図7-3）。

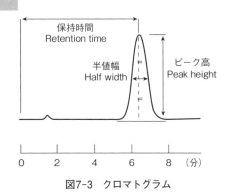

図7-3　クロマトグラム

2. ガスクロマトグラフ-質量分析法(Gas Chromatography-Mass Spectrometry ; GC-MS)

✳ 目的(原理)

　飲料水中のトリハロメタンや食品中の残留農薬はガスクロマトグラフ-質量分析法(GC-MS)を用いて分析を行うことができる。

　試料中の目的物質をガスクロマトグラフ部で加熱気化・分離したものを高真空の質量分析計部に導入し，電子を衝突させると分子イオンが生成する。分子イオンは更に開裂を起こし，フラグメントイオンを生成する。これらのイオンを質量数/電荷(m/z)に応じて順次分離して検出することにより化学物質の定性・定量を行う。

💬 準備する装置

　装置は，①ガスクロマトグラフ(試料を高熱で気化して高純度ヘリウムキャリヤーガスでカラムに導入して化合物を分離する)，②イオン化部(イオン化のための電子を供給する熱フィラメント，イオンを生成させるイオン化室，イオンの加速・収束のための電極などで構成される)，③質量分離部(イオン化室でイオン化した試料は質量分離部においてm/zの違いにより分離される)，④イオン検出部(質量分離部の電圧と電場を順次変化させて，m/zの小さなイオンから順次イオン検出器に到達する。到達イオン量を電気量として捕捉して電子増倍管で増幅記録する。一定時間ごとに一定のm/z範囲をスキャンし，データ処理装置に記憶させておく。検出法は，質量スペクトル検出，全イオン検出(TIM)，選択イオン検出(SIM)がある)，⑤記録計およびデータ処理装置(クロマトグラムと各ピークのマススペクトルおよびマスフラグメントが得られる。データはデータ処理装置に記憶させた後，目的とした情報処理が行われる)から構成される。図7-4にGC-MS装置の概略(四重極型質量分析計)を示す。

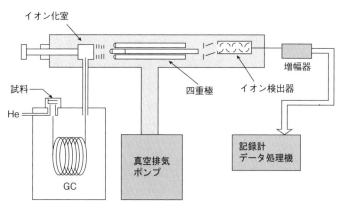

図7-4　GC-MS装置

定性分析・化学構造解析

　試料中に微量に含まれている物質を同定または構造解析を行う。クロマトグラムは全イオン検出によって得られる。各ピークのマススペクトルをデータ処理して記録する。得られたマススペクトルより，分子イオンピークからは分子量の推定，フラグメントイオンからは官能基や構造を推定する。物質同定には既知スペクトルとの比較が必要であり，標準物質を用いて試料と同一条件でGC-MSで測定し，ピークの保持時間とマススペクトルを比較して同定する。

定量分析

GC-MSを定量分析に用いる場合，ガスクロマトグラフによる定量をより確実にするためのマスクロマトグラフ法（MC）と，既知物質の超微量定量分析を目的としたSIMの2つがある。

MC法による定量：ガスクロマトグラムの測定と同時に一定の時間間隔でスキャニングし，質量スペクトルをデータ処理装置に記憶させた後，データ処理によって目的物質の特定質量イオン強度の時間変化を記録して定量を行う。

SIM法による定量：目的物質に特徴的なイオンを設定し，そのm/zのみを連続的に測定すれば高感度で定量分析できる。

3. 高速液体クロマトグラフ法（High Performance Liquid Chromatography；HPLC）

高速液体クロマトグラフィーは，移動相に液体を用いて分析する方法で，近年では高圧送液ポンプや各種高性能充てん剤カラムを用いることにより，短時間で高感度の分析が行えるようになった。

準備する試薬

□高速液体クロマトグラフィー用の溶媒

準備する装置

高速液体クロマトグラフィーは，脱気装置，送液ポンプ，インジェクター，カラムオーブン，カラム，検出器および記録計からなる（図7-5）。

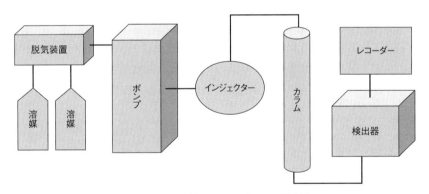

図7-5　高速液体クロマトグラフの模式図

送液ポンプは，プランジャー型（往復運動型）のものが多く用いられているが，これは高圧に耐え，精度よく安定的に送液することができる特徴をもつためである。

インジェクターは，正確に試料が導入できること，操作しやすいことが必要条件である。現在，もっとも一般に使われているものは，レオダイン社のループバルブ方式のものである。LOADの状態でマイクロシリンジを用いて試料を注入すると，サンプルループに試料が送りこまれる。次に，INJECTの状態にするとポンプからサンプルループに溶媒が送り込まれ，試料がカラムへと送られる（図7-6）。

分離用カラムは，ステンレス鋼製のカラム管に充てん剤を充てんしたもので，カラムの両端には金属製のフィルターを装着している。充てん剤には，シリカゲルなどの順相系のものとシリカゲルの表面にオクタデシル基（-C18H37）などの疎水基が結合した逆相系のものがある。順相系のものは，親水性の

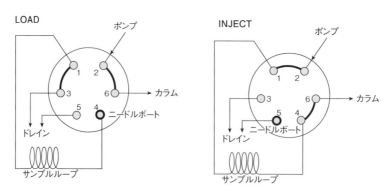

図7-6　インジェクターの構造
（レオダイン製モブル7125）

　固定相に対して有機溶媒などの疎水性の移動相が用いられるが，逆相系のものは疎水性の固定相に対して水，メタノールなど親水性の移動相が用いられる。オクタデシルシリカ（ODS）などがよく用いられている。

　検出器としては，紫外・可視（UV-VIS）検出器，分光蛍光検出器，示差屈折率検出器，電気化学検出器，電気伝導度検出器などいろいろなものがある。

　UV-VIS検出器は，紫外部あるいは可視部の光を吸収する試料の吸光度を測定するもので，検出器のなかで最も広く用いられている。蛍光検出器は，試料が紫外線を吸収して蛍光を発する場合に用いられる検出器で，選択性に優れ，高感度に測定できる特徴をもつ。電気化学的に酸化・還元される試料には，電気化学検出器が用いられる。

操作方法

　試料をHPLCに導入する前に，分析を妨害する物質を前処理によって取り除く必要がある。例えば，試料に含まれるたんぱく質は，過塩素酸やトリクロル酢酸により変性させ，沈殿させて除去する酸変性法，アセトン，メタノール，アセトニトリルなどで除去する有機溶媒法，ゲルろ過のミニカラムを用いて除去するゲルろ過法などにより取り除く。

　適切な前処理をした試料は，ろ過した後にHPLCに導入する。基本的に試料の保持時間と標準品の保持時間が一致すれば同一物質と判断するが，厳密には試料と標準品を混合して保持時間が一致することを確認したり，分離条件を変えて標準品と比較することが需要である。

　得られたクロマトグラムのピーク面積あるいはピーク高から試料中の目的成分量を算出する。

4. 原子吸光分析法（Atomic Absorption Spectrometry : AAS）

※ 目的（原理）

　原子吸光分析法は食品に含まれるミネラル類をはじめとした金属元素などの微量成分を定量的に検出する方法であり，食品分析に限らず，環境分析や工業分析など様々な分野で普及している機器分析法である。一般に測定対象となる元素の濃度がppmやppb濃度であっても測定することが可能である。

　原子のもつエネルギーは，エネルギーが低い状態（基底状態）とエネルギーが高い状態（励起状態）が存在する。基底状態の原子に外部からエネルギーを加えると，エネルギーを吸収しその原子は励起状態になる。基底状態と励起状態のエネルギー差は元素によって決まっており，エネルギーの授受は電磁波を介して行われる。従って，基底状態の原子に光を照射した場合，基底状態と励起状態の差に合致するエネルギー量を持った波長の光のみがその原子に吸収される。例えば，ナトリウム原子に光を照射した場合，基底状態と励起状態のエネルギー差に相当する，589 nmの波長の光だけが吸収される。このように，原子に光を照射すると，その原子が持つエネルギー量に応じて特定波長の光だけが吸収されることから，その原子が吸収した特定波長の光の量を吸光度として表すことが可能である。従って，原子吸光分析では，この原子が吸収した光の量に基づき，吸光度を測定することで試料中の微量成分の検出が可能である。

📖 準備する装置

□ 原子吸光分光光度計

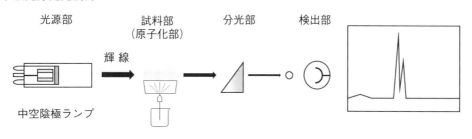

図7-7　原子吸光分光光度計 構成例 模式図

測定方法

　原子吸光分析には原子吸光光度計が用いられ，分光光度計と同様に対象とした試料に光を当てて，どの程度光が吸収されたかを測定し，濃度に換算する装置である。

　原子吸光分析装置は光源部，試料部，分光部，検出・処理部で構成される（図7-7）。光源部は，測定したい原子にあわせて特定の波長を放出する中空陰極ランプ（波長幅の狭い光を放出する）が用いられる。これは分光光度計のように光源から放出される光を分光する場合，光の幅を狭めるのに限界があり，吸収スペクトルが非常に狭い原子の検出が困難なためである。中空陰極ランプを用いることで波長幅の狭い特定波長の光のみを放出することが可能となり，目的原子の高感度の検出が可能である。

　試料部では測定試料の原子化が行われる。原子吸光分析は，原子状態の試料を測定することから，食品中にイオンの状態で存在しているような試料を測定することはできないため，測定試料を原子化する必要がある。そのため試料を原子化（原子蒸気）するために，試料部で加熱処理が行われる。加熱方法はガスで試料を加熱するフレーム方式と，電気で試料を加熱する電気加熱方式などがあり，試料を2000

～3000℃で加熱し原子化する。

　原子吸光光度計の場合，試料部の次に分光部が設置されている。原子化した試料に光源部から光を放出すると，原子に光が吸収されるが，光源からは測定対象の原子が吸収しない光も放出される。この吸収されなかった波長の光はノイズとなることから，分光部ではこのノイズとなる他波長の光を除去するため，試料部と検出器の間に分光部が設置される。

　検出部では，光源から放出された光の試料に対する透過度を検出する。光源から放出された光は原子化した試料の原子数に比例して吸収され，透過する光強度が減少するため，その減少度合いを検出・処理部で測定，吸光度として数値化する。

　原子吸光分析では，定量方法として既知濃度の標準溶液を元に定量を行う検量線法や，試料溶液に様々な濃度の標準金属を加え吸光度を測定して検量線を作成する標準添加法などが用いられる。主に用いられる方法は標準添加法である。

5. 誘導結合プラズマ質量分析法（ICP-MS）

　誘導結合プラズマ質量分析法（Inductively Coupled Plasma Mass Spectrometry）は，原子吸光分析法と同様に食品をはじめとしたさまざま環境中に存在する金属元素やミネラル類を分析・検出する装置である。ICP（inductively coupled plasma，誘導結合プラズマ）によってイオン化した原子を，質量分析計（mass spectrometer）により質量や電荷数に応じて分離し，多元素のイオン種の定性や定量を行うことが可能である。

装　置

　ICP-MSは，ICP部，インターフェイス部，質量分析部で構成される（図7-8）。質量分析計はイオン化した原子を測定する機器であることから，まず，試料をイオン化する必要がある。このイオン化に用いられるのがICPである。物質は温度の上昇に伴って固体，液体，気体へと変化するが，さらに高温にすることで気体状の原子同士が衝突し，電子が分離する。その結果，イオン状の原子と電子を含む高温気体となる。このように原子をイオン化させるには試料を高温処理する必要があるが，ICPでは一般にアルゴンプラズマが用いられる。石英管に高周波電流の流れる誘導コイルを巻き，高周波電流を流すと高周波磁界が生じる。ここにイオン化したアルゴンガスを流すと，電磁誘導により電子が活性化し周囲のアルゴンと衝突を繰り返すことでアルゴン原子がイオン化しプラズマ状態になる。アルゴンプラズマは一般に，5000～10000℃に達する。原子吸光分析では，試料を原子化するのに2000～3000℃で加熱を行うが，ICPは5000℃以上の高温を安定的に保つことが可能である。そのため，ICPでは試料中の原子の

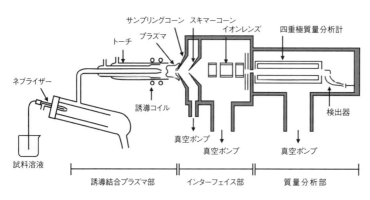

図7-8　ICP-MSの装置構成例 模式図
（下野次男，応用物理，第60巻（11），1991，P.1143図1より作図）

90%以上がイオン化される。

　インターフェイス部はイオン化部でイオン化された試料を質量分析部に送る役割を担っている。質量分析部はイオンが他の粒子と衝突しないようにするため，高真空状態が保たれている。インターフェイス部は，大気圧下のイオン化部から，質量分析部の真空領域まで引き込むため，中央に細孔のある円すい状の円盤で構成される差動排気方式が用いられる。インターフェイス部に取り込まれたイオンはイオンレンズにより収束され，質量分析部へ導入される。

　ICP-MSのイオンの分離器には四重極質量分析計が用いられることが多い。四重極質量分析計内でイオンは，直流電圧と高周波電圧により上下左右に振動しながら進む。この時，電圧の組み合わせにより質量選別され，ある範囲のm/zをもつイオンは安定な振動状態になり，検出器まで到達する。検出器は二次電子倍増管が一般的な検出器として用いられる。1個のイオンが検出器に衝突すると10^7個前後の電子数に倍増し，電気信号に変換され，イオン数が測定される。このようにして測定質量数ごとにイオン数が測定されることから，標準試料との比較により定性・定量分析が可能である。

6．分光光度計

　光は物質を通過する際に，光のエネルギーが物質に吸収されて光の強度が減少する。光のもつエネルギーは波長によって異なり，領域ごとに原子・分子と特有の相互作用を示す。従って，光を物質に照射した際に，透過光の強度や波長ごとに光の強度を測定することで溶液に含まれる分子の量や構造などを調べることが可能である。分光光度計は測定対象である試料の光の透過率を測定する装置である。一般に，分光光度計は，光源部，分光部，試料部，検出器で構成される（図7-9）。紫外可視分光光度計であれば，光源として紫外線を放出する重水素放電管，可視光の光源としてタングステンランプなどが用いられる。これらの光源から放出された光は，分光部に設置されたプリズムや回折格子，フィルタによって特定の波長に分けられ，試料へ照射される。検出器は試料からの透過光を光半導体や光電子倍増管によって電気信号に変換し，透過光の強度を測定する。光の強度は透過度（t）や透過率（%T），吸光度（Abs：Absorbance）などで示される。透過度は試料に照射された入射光の強度（I_0）に対する透過光の強度（I）で表され（$t = I / I_0$），透過率は，透過度を百分率で表したものである（%$T = I / I_0 \times 100$）。透過率は試料に光が吸収されるに伴い減少する。吸光度（A）は透過度の逆数の常用対数で表される（$A = \log(I_0/I)$）（図7-10）。吸光度は試料の濃度に比例して増加する。

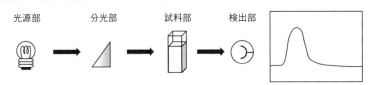

　　　　光源部　　　　　分光部　　　　　試料部　　　　　検出部

図7-9　分光光度計 模式図

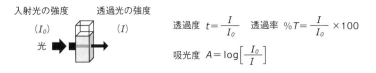

入射光の強度　　　透過光の強度
（I_0）　　　　　　　（I）
光

透過度　$t = \dfrac{I}{I_0}$　　透過率　%$T = \dfrac{I}{I_0} \times 100$

吸光度　$A = \log\left[\dfrac{I_0}{I}\right]$

図7-10　光の透過と吸収の関係

7．生物発光分析

　物質が外部からエネルギーを吸収し励起後，元の基底状態に戻る際に光としてエネルギーを放出することをルミネセンスと呼ぶ。このような発光現象の中でも，物質を励起するエネルギーの供給源が化学反応によるものであった場合，化学発光と呼ばれる。また，発光にいたるまでの化学反応に生物の酵素がかかわっていた場合，その結果生じた発光は，生物発光と呼ばれる。生物発光は特殊な光源を必要としないことから，広く検査等に用いられており，食品衛生の分野では，清浄度を確認するための検査などに利用されている。

　ホタルや一部のクラゲのように，生物の中には発光するものが存在するが，これらの生物の発光は一般にルシフェラーゼと呼ばれる発光酵素によるものである。ホタルは発光器となる尾部にルシフェリンと呼ばれるルシフェラーゼの基質となる物質をもっている。ルシフェラーゼはMg^{2+}存在下で，ルシフェリンとアデノシン三リン酸（ATP）が反応し，ルシフェリン－AMPが生成する。ルシフェリン－AMPはルシフェラーゼによって，さらに酸素と反応し，その過程で発光する（図7-11）。この反応はATPに依存的な反応で，ATPが少なければ発光は弱く，ATPが多ければ発光は強い。このルシフェラーゼによる生物発光の性質を利用し，衛生管理の手法の1つとしてATP法が活用されている。

　ATPは全ての生物がもつ化学物質で，エネルギーをATPとして保存，あるいはATPを分解してエネルギーを使用し，様々な生命活動を行っている。従って，生物が何らかの生命活動を行っている限りそこには必ずATPが存在するため，環境中からATPが検出された場合，そこには生物が存在する可能性を示すものと考えられる。このATPの検出に利用されているのがルシフェラーゼである。ルシフェラーゼによる生物発光は，ATP依存的反応であることから，手指や調理器具等を拭き取り，採取した試料にルシフェラーゼを加えると，試料にATPが含まれていれば発光する。この発光強度をルミノメーターで測定することで，高感度に短時間でATPの検出，すなわち生物の存在を確認可能である。ただし，測定試料には食品を汚染し問題となる微生物由来のATPだけでなく，食品などの環境に由来する遊離ATPが含まれている可能性が考えられる。そのため，ルシフェラーゼを用いた生物発光によるATPの検出結果は，微生物などの生物の検出に限定するものではなく，食品残渣なども含めた総合的な清浄度の判定の1つとして用いられている。

　現在は検査個所の拭き取り用の綿棒やATPの抽出試薬，発光試薬が全て1本のスティック状の容器にセットされた製品などが開発されており，小型化されたルミノメーターに拭き取った綿棒を差し込むだけで手軽に拭き取り検査を行うことが可能である（図7-12）。

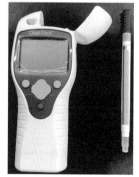

ルシフェリン＋ATP

Mg^{2+} ⬇ ルシフェラーゼ

ルシフェリン－AMP＋ピロリン酸

O_2 ⬇ ルシフェラーゼ

オキシルシフェリン＋CO_2＋AMP＋光

図7-11　ルシフェリン－ルシフェラーゼ反応

図7-12　ルミノメーターと拭き取り検査用スティック

PCR法の原理については，すでに「第2章 6.遺伝子組換え食品の検査」の項において解説した。ここでは，SNPsタイピング，導入遺伝子のコピー数の測定，遺伝子発現量の測定などで最近よく利用されるようになったリアルタイムPCR法について解説する。

PCR法は増幅したいDNAの領域を1サイクルで2倍，nサイクルで2^n倍にまで増幅することが可能である。しかしながら増幅産物の蓄積や反応構成要素の枯渇により，サイクルを繰り返しても増幅効率が低下し，増幅産物が増加しなくなる。このため遺伝子の存在の有無の確認は可能であるが，反応開始前に存在した遺伝子の量の決定は難しい。

リアルタイムPCR法は，遺伝子増幅産物量の増加をリアルタイムでモニタリングし，外部標準試料により作成した検量線をもとに，遺伝子量を求める方法である。本法の増幅産物の測定は，増幅産物を蛍光標識し，その量に比例して得られる蛍光の強度に基づき行う。蛍光標識する方法は主に2種類存在する。① SYBR Green Iを用いる方法：SYBR Green Iは二本鎖DNAに結合する性質をもち，DNAとの結合により大きな蛍光強度の増強を示す。一方，DNAと結合していないときは，SYBR Green Iの蛍光は極めて弱い。すなわちPCR反応液にSYBR Green Iをあらかじめ加えておくことにより，サイクルごとのPCR産物量増加にともない，発する蛍光強度も強くなる。② TaqManプローブを用いる方法：TaqManプローブは遺伝子特異的な配列を有し，2つのプライマー間の標的配列に結合するようにデザインされている。またプローブは5´側が蛍光色素で，3´側はクエンチャーと呼ばれる消光物質で標識

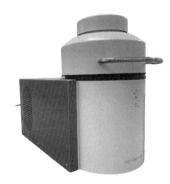

されており，両者が近接している時はクエンチャーの影響により，蛍光を観察できない。PCRのアニーリング時に，プライマー，プローブはそれぞれの標的配列に結合する。その後，伸長反応の過程において，DNAポリメラーゼがプライマーからプローブの上流まで伸長したとき，5´→3´エキソヌクレアーゼ活性によりプローブが切断され，プローブから遊離した蛍光色素がクエンチャーから離れることにより蛍光が観察できる。

リアルタイムPCR法の利点は，以下のものが考えられる。

① PCR反応の進行をリアルタイムにモニタリングすることができる。

② サンプル中の遺伝子の初期濃度（コピー数）を，幅広い濃度域で精度よく定量することができる。

図7-13　リアルタイムPCR装置
（サーマルサイクラーに蛍光検出部が付加されている）

文　献

第2章　理化学実験

1．飲料水の水質検査
●参考文献
・日本薬学会編：衛生試験法・注解，金原出版，2020

2．油脂の変質試験
●参考文献
・厚生労働省監修：食品衛生検査指針理化学編，（財）日本食品衛生協会，2005
・日本薬学会編：衛生試験法・注解，金原出版，2020
・細貝祐太郎，川井英雄，廣末トシ子：食品衛生学実験第2版，恒星社厚生閣，2000

3．魚肉の変質・鮮度試験
●参考文献
・篠田純男，成松鎮雄，林泰資：食品衛生学，三共出版，2005
・菊川清美，那須正夫編集：食品衛生学 ―「食の安全」の科学 ―，南江堂，2004
・遠藤英美，西垣進，斎藤勝：明解 食品衛生学実験，三共出版，2004
・飯盛和代，仮屋園璋，草野幸子，松岡麻男，松本富子：食品学実験ノート，建帛社，2001
・菅原龍幸，前川昭男編集：新食品分析ハンドブック，建帛社，2000

4．生乳・牛乳類の鮮度試験および規格
●参考文献
・日本薬学会編：乳製品試験法・注解（改訂第2版），金原出版，1999
・津郷友吉，中西武雄，大条方義編，乳業ハンドブック，朝倉書店，1973
・池内義弘「第Ⅱ編第10節・メラミン等の偽和物質」，食品危害要因その実態と検出，テクノシステム，2014

5．残留農薬および揮発性有機化合物（VOC）試験
●参考文献
・武田明治，小田中芳次，小松一裕，前川吉明（農薬残留研究班編集）：最新-農薬の残留分析法　改訂版，中央法規出版，2006
・日本水道協会：上水試験方法2001年版，2001

第3章　食品添加物試験

4．発　色　剤
●参考文献
・一戸正勝，金子精一，舘野つや子，中西載慶，西島基弘，石田裕，新川昭宣：図解食品衛生学実験第2版，講談社，2004，pp.82-85
・高村一知編著：食品衛生学実験，樹村房，1999，pp.21-24
・保田仁資：食品衛生学実験，東京化学同人，1996，pp.85-90

5．着　色　料
●参考文献
・一戸正勝，金子精一，舘野つや子，中西載慶，西島基弘，石田裕，新川昭宣：図解食品衛生学実験第2版，講談社，2004，pp.86-88
・高村一知編著：食品衛生学実験，樹村房，1999，pp.27-33
・保田仁資：食品衛生学実験，東京化学同人，1996，pp.59-64

第4章　微生物試験

1．微生物検査の基本操作
●参考文献
・三輪谷俊夫編：図説臨床検査法細菌・真菌学，医歯薬出版，1982

第5章　衛生管理手法

1．微生物の簡易検査
●参考文献
・矢野俊博，岸本満：管理栄養士のための大量調理施設の衛生管理，幸書房，2005，pp.79-81

・森地敏樹：食品微生物検査マニュアル，栄研器材，2002，pp.246-251
・食品衛生検査指針微生物編（改訂第2版），日本食品衛生協会，2018
・日本食品分析センター編，ビジュアル版食品衛生検査法手順とポイント，中央法規出版，2013
・調理場における洗浄・消毒マニュアルPart2，文部科学省スポーツ・青少年局学校健康教育課，2010
・田代義和「蛍光染色法の原理と応用」，ｅｓ（イーズ），34，栄研化学，2003

3．食中毒事件対応

●参考文献
・金子精一：日本防菌防黴学会誌，35（12），2007，pp.839-841
・（社）日本食品衛生協会：食中毒予防マニュアル，（社）日本食品衛生協会，1997，pp79-83
・食品衛生研究会：食中毒散発例の疫学調査マニュアル，中央法規出版，2001，p.102

第7章　分析機器の原理

2．ガスクロマトグラフ−質量分析法（Gas chlomatography-Mass Spectrometery；GC-MS）

●参考文献
・日本水道協会：上水試験方法2001年版[解説編]，日本水道協会，2001

4．原子吸光分析法（Atomic Absorption Spectrometry；AAS）

●参考文献
・髙木誠編著：ベーシック分析化学，化学同人，2006，pp.130-140，pp.169-185

5．誘導結合プラズマ質量分析法（ICP-MS）

●参考文献
・村上正彦「原子分光分析法の原理と発展−炎色反応から誘導結合プラズマ発光分析法まで−」，化学と教育，65（3），日本化学会，2017，pp.136-141
・下野次男「誘導結合プラズマ質量分析（ICP-MS）」，応用物理，応用物理学会，1991，pp.1143-1144

6．分光光度計

●参考文献
・定金豊：イメージから学ぶ機器分析学分光分析法とクロマトグラフィー，廣川書店，2007

7．生物発光分析

●参考文献
・黒田直敬「化学発光や生物発光を利用して物質を測る」，化学と教育，64（8），日本化学会，2016，pp.384-387

さくいん

〔編著者〕

後藤 政幸（ごとう まさゆき）　和洋女子大学 名誉教授

熊谷 優子（くまがい ゆうこ）　和洋女子大学家政学部 教授

〔執筆者〕（五十音順）

一條 知昭（いちじょう ともあき）　大阪樟蔭女子大学健康栄養学部 准教授

上田 龍太郎（うえだ りゅうたろう）　日本大学短期大学部 教授

金井 美惠子（かない みえこ）　東都大学管理栄養学部 教授

川野 光興（かわの みつおき）　中村学園大学栄養科学部 准教授

古賀 信幸（こが のぶゆき）　中村学園大学 名誉教授

坂尻 徹也（さかじり てつや）　九州栄養福祉大学食物栄養学部 准教授

杉山 千歳（すぎやま ちとせ）　常葉大学健康プロデュース学部 教授

高橋 真美（たかはし まみ）　戸板女子短期大学 教授

中島 肇（なかじま はじめ）　和洋女子大学家政学部 教授

中村 智英子（なかむら ちえこ）　神戸女子短期大学 講師

桝田 和彌（ますだ かずや）　昭和女子大学食健康科学部 講師

松浦 寿喜（まつうら としき）　武庫川女子大学食物栄養科学部 教授

吉田 徹（よしだ とおる）　武庫川女子大学食物栄養科学部 教授

Nブックス 実験シリーズ
三訂 食品衛生学実験〔第2版〕

2009年（平成21年）4月10日　初版発行～第5刷
2015年（平成27年）2月10日　改訂版発行～第6刷
2021年（令和3年）4月30日　三訂版発行～第2刷
2023年（令和5年）4月10日　三訂版第2版発行

編 著 者　後　藤　政　幸
　　　　　熊　谷　優　子
発 行 者　筑　紫　和　男
発 行 所　株式会社 建帛社
　　　　　KENPAKUSHA

〒112-0011 東京都文京区千石4丁目2番15号
TEL（03）3944-2611
FAX（03）3946-4377
https://www.kenpakusha.co.jp/

ISBN 978-4-7679-0738-3　C3047
壮光舎印刷／ブロケード
Printed in Japan